AF329507

PRINCIPES

DOCTRINE MÉDICALE

HOMOEOPATHIQUE.

Paris. — Imprimerie Simon Raçon et Cie, rue d'Erfurth, 1.

PRINCIPES

DE LA

DOCTRINE MÉDICALE

HOMOEOPATHIQUE

PAR

L. SALEVERT DE FAYOLLE

DOCTEUR EN MÉDECINE, MEMBRE DE LA SOCIÉTÉ GALLICANE DE MÉDECINE
HOMOEOPATHIQUE.

1re PARTIE. — UNITÉ DE LA LOI THÉRAPEUTIQUE
Quels que soient les moyens de guérir :
HOMŒOPATHIQUES OU ALLOPATHIQUES.

2e PARTIE. — SUPÉRIORITÉ DES MOYENS HOMŒOPATHIQUES SUR LES AUTRES.

3e PARTIE. — PRATIQUE MÉDICALE HOMŒOPATHIQUE
1. Étude des remèdes homœopathiques.
2. Emploi de ces remèdes dans les maladies.

PARIS
CHEZ J.-B. BAILLIÈRE
LIBRAIRE DE L'ACADÉMIE IMPÉRIALE DE MÉDECINE
RUE HAUTEFEUILLE, 19.

A LONDRES, CHEZ H. BAILLIÈRE, 219, REGENT STREET.
A NEW-YORK, CHEZ H. BAILLIÈRE, 290, BROAD-WAY.
A MADRID, CHEZ BAILLY-BAILLIÈRE, 11, CALLE DEL PRINCIPE.

1853

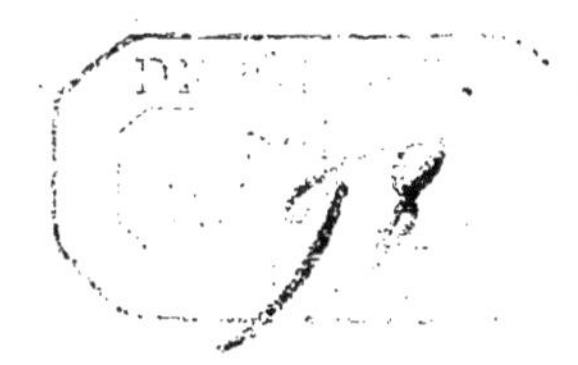

PRÉFACE.

———

Bordeu rapporte (1) que, « étant fort jeune encore, il visitait, en qualité de quatrième médecin, un malade attaqué de la fièvre, de la douleur
de côté et du crachement de sang. Je n'avais,
dit-il, on le comprend aisément, point d'avis à
donner. Un des trois consultants proposa une
troisième saignée (c'était le troisième jour de la
maladie) ; le second proposa l'émétique combiné
avec un purgatif ; et le troisième un vésicatoire
aux jambes. Le débat ne fut pas petit, et personne ne voulut céder. J'aurais juré qu'ils avaient
tous raison. Enfin, on aura peine à croire que,

(1) *Recherches sur le tissu muqueux*, p. 793.

par une suite de circonstances inutiles à rapporter, cette dispute intéressa cinq ou six nombreuses familles, partagées comme les médecins,
et qui prétendaient s'emparer du malade; elle
dura, en un mot, jusque passé le septième jour
de la maladie. Cependant, malgré les terribles
menaces de mes trois maîtres, le malade, réduit
à la boisson et à la diète, guérit très-bien. Je
suivis cette guérison parce que j'étais resté seul;
je la trouvai tracée par l'école de Cos, et je m'é-
criai : C'était donc la route qu'il fallait prendre !
— Encore une autre histoire : dans celle-ci, je
nommerai les acteurs, parce qu'ils étaient sur
un plus grand théâtre que les trois autres doc-
teurs. Les Sérane, père et fils, étaient médecins
de l'hôpital de Montpellier. Le fils était un théo-
ricien léger, qui savait par cœur et qui redisait
continuellement tous les documents de l'inflammation... Sérane père était un bonhomme qui
avait été instruit par de grands maîtres. Il avait
appris à traiter les fluxions de poitrine avec l'é-
métique; il le donnait pour le moins tous les
deux jours, avec ou sans l'addition de deux onces
de manne. C'était son grand cheval de bataille.
Je le lui ai vu lâcher plus de mille fois, et partout et pour tout. Le fils se proposa de convertir

le père et de le mettre à la mode, c'est-à-dire de lui faire craindre la phlogose, l'éréthisme, les déchirures des petits vaisseaux. Le cher père tomba dans une espèce d'indécision singulière : il ne savait où donner de la tête. Il tenait pourtant ferme contre la saignée; mais, lorsqu'il était auprès d'un malade, il murmurait et s'en allait sans rien ordonner... Les malades guérissaient sans être presque saignés, parce que le vieux Sérane n'aimait pas la saignée; et sans prendre l'émétique, parce que le jeune Sérane avait prouvé à son père que ce remède augmente l'inflammation. Les malades guérissaient, et j'en faisais mon profit. J'en concluais que les saignées que Sérane le fils multipliait, lorsqu'il était seul, étaient tout au moins aussi inutiles que l'émétique réitéré auquel Sérane le père était trop attaché... On multiplie trop les remèdes, et les meilleurs deviennent perfides à force de les presser. Cette profusion de médicaments rend la maladie méconnaissable et forme un obstacle sensible à la guérison... Je le déclare sans passion et avec la modestie à laquelle mes faibles connaissances me condamnent : lorsque je regarde derrière moi, j'ai honte d'avoir tant insisté, tantôt sur les saignées, tantôt sur les purgatifs et les émétiques... Il me semble entendre crier la nature : « Ne vous pressez point ; laissez- « moi faire ; vos drogues ne guérissent point, « surtout lorsque vous les entassez dans le corps « des malades ; c'est moi seule qui guéris. Les « moments qui vous paraissent les plus orageux « sont ceux où je me sauve le mieux, si vous ne « m'avez pas ôté mes forces. Il vaut mieux que « vous m'abandonniez toute la besogne que d'es- « sayer des remèdes douteux. »

Après avoir lu ces lignes si remarquables de l'immortel Bordeu, on a bientôt jugé la médecine de son temps et celle du nôtre. Il est clair que, hors quelques hommes sages, observateurs atten- tifs, avares de médicaments, de saignées, etc., disciples fidèles de la nature, le reste des méde- cins, même les plus réputés, apportent, en général, aux malades plus de périls que de secours.

N'est-il pas bien triste d'entendre l'un des pra- ticiens les plus judicieux et les plus consommés qu'ait possédés la France s'applaudir que, à tra- vers ces conflits de systèmes, cette manie de pro- fusion des drogues et d'autres moyens plus ou moins perturbateurs de la vie, cette absence de toute règle certaine et commune dans l'emploi qu'on en fait, bien des malades aient pu, faute d'entente entre leurs médecins, passer leurs maladies presque sans remèdes et guérir par les bienfaits de la bonne nature?

C'est qu'en effet, si, dans les hôpitaux ou dans leur pratique au dehors, les médecins se prenaient à ne soumettre absolument les malades qu'aux pures lois de l'hygiène, livrant les maladies à la seule nature, il n'est pas douteux, et nul d'entre eux ne met en doute, que la mortalité ne serait pas plus considérable, et qu'il y aurait moins de maux chroniques.

Faut-il conclure de là à l'inutilité et au danger de la médecine usuelle?

Si l'on considère le résultat en général, oui, la médecine, telle qu'elle est pratiquée, telle que l'enseignent nos écoles, est au moins inutile. Que si l'on considère ce résultat, eu égard à chaque cas morbide pris isolément, elle n'est pas assurément sans guérir quelques malades; mais quelques-uns aussi succombent par ses funestes écarts ou en reçoivent des maux chroniques.

Nous n'aurions pas à porter un jugement d'une telle sévérité, si ce principe plein de sagesse, émis par Bordeu : « Il vaut mieux abandonner toute la besogne à la nature que d'essayer des remèdes douteux, » était mis en pratique.

Mais, pour la plupart de nos médecins, même d'un grand renom, ce principe est une hérésie, parce qu'il ne se prête pas aisément à leur créer la réputation d'*hommes de ressources*. La prudence ne va guère avec les entreprises aventureuses, téméraires, souvent coupables, qui donnent la célébrité.

La vieille école de Montpellier peut encore offrir çà et là quelques sectateurs de la doctrine naturiste qui suivent religieusement les préceptes de Bordeu, et préfèrent s'en rapporter à la nature, toutes les fois qu'ils doutent d'un remède. Mais qui ne sait que de tels médecins sont trop prudents pour plaire au vulgaire et trop modestes pour briller d'une grande renommée? Pendant que tant d'autres jouent sur la vie des hommes et ne songent qu'à laisser sur leur passage un vain bruit, sans avoir fait le bien, eux, ils ménagent, ils respectent la vie de leurs semblables, et sont calmes dans leur conscience. S'ils n'ont pas beaucoup de cures d'éclat spécieux à produire, au moins savent-ils bien que jamais un malade n'a péri de leur fait, parce qu'ils n'ont jamais entravé la nature.

La nature! mais c'est le maître par excellence en fait de guérisons, ou plutôt il n'y en pas d'autre. Laissez l'enseignement qu'elle vous donne, et la science de guérir n'est plus que mensonge. Que si vous étudiez ses actes pendant les maladies, vous y trouverez les règles, la marche, le secret et la source de toute guérison. Alors même qu'on entreprend une cure en opposition avec la nature, si la cure a lieu, c'est que la nature a dominé cette opposition et l'a rendue nulle. Vouloir guérir une maladie sans les ressources cachées de la nature ou en troublant ses opérations, c'est de la folie. Cela semble clair; et cependant la médecine de notre temps n'aspire qu'à porter la perturbation dans les actes déréglés, comme ils disent, aveugles, excessifs de la vie, à contrarier la nature, à diminuer l'excès des forces, à détourner leur action d'un point sur un autre. En un mot, sous prétexte d'assurer, de conserver la vie du malade, on n'hésite pas à s'en prendre à sa vie même, à l'attaquer, à la bouleverser, à l'amoindrir, à l'annuler dans ses procédés. Bien plus, on avoue, on publie, on préconise hautement cette pratique inconcevable; et le public, qui se contente aisément de mots sonores et vides, bat des mains, regardant bien souvent en pitié le médecin vraiment éclairé qui n'aventure rien et s'attache à favoriser les efforts bienfaisants de la vie, à les faciliter, à les soutenir, à les exciter, au lieu de les combattre.

De notre temps, cette tendance de la médecine à contrarier les actes conservateurs de la nature a son principe dans l'étude isolée des faits morbides, concentrée sur les organes, abstraction faite de la vie; d'où est résulté que la manière dont procède toute maladie a été considérée comme un ennemi qu'il faut attaquer à outrance, sans prendre garde que, dans cette manière, il y a toujours quelque chose de caché qu'on doit, au contraire, ménager avec soin, aider dans ses efforts.

Cette étude des faits morbides, accomplie d'un tel point de vue, a elle-même son origine dans l'esprit philosophique régnant, cet esprit d'analyse absolue, qui ne voit rien et ne veut rien voir *au-dessus des faits* et crée ainsi tout au moins l'indifférence pour les principes supérieurs, en morale, en religion, en politique, en sciences naturelles, alors qu'il ne va pas jusqu'à y porter la négation et le bouleversement.

La passion de l'analyse et le culte des faits

renverseraient toute science et toute vérité, en jetant l'esprit humain à l'aventure, sans autre guide que ses caprices, si le Maître suprême de la science et de la vérité ne faisait tourner au profit de ces dernières nos écarts mêmes et nos révoltes.

Étudier les faits au flambeau de l'analyse, c'est assurément une chose attrayante; et qui ne sait que tout fait contient la cause qui l'a produit?

Mais la cause que l'on cherche ainsi, en disséquant le fait dont on vient de s'emparer, est-elle toujours bien facile à recueillir des entrailles de ce fait qu'on tourne et retourne, qu'on fouille à son gré?

Creusez la pensée, en l'isolant, y trouverez-vous l'image, l'idée de l'instrument qui a servi à la produire : le cerveau? — Creusez le cerveau, disséquez-le, y trouvez-vous la cause qui en a fait son instrument pour opérer la pensée : l'âme?

Si tout fait contient sa cause, tout fait pris isolément ne la laisse pas voir; et cependant voici plus d'un siècle que la philosophie se débat dans les faits, niant les causes qu'elle n'y découvre pas, ou substituant des causes imaginaires aux causes réelles.

La médecine a suivi l'impulsion commune, et s'y est jetée à pleines voiles. Les faits à analyser abondaient et s'offraient à l'observateur, matériels, palpables, dans nos fibres, dans nos tissus, dans nos organes et dans leurs produits, etc. Comment résister à l'entraînement général? On n'a, dès lors, vu rien autre que la matière. Pour mériter l'attention de l'investigateur, il a fallu que l'objet à étudier fût une fibre, un tissu, un organe, un fluide, etc. On a comparé leurs altérations physiques avec leur état sain d'apparence; on a cherché dans la mort les secrets de la vie! Mais la mort a été muette; elle n'a révélé bien clairement qu'une chose : c'est que le lien mystérieux qui retient la vie dans l'organisme ne laisse parfois, en se brisant, presque point ou même point de désordres appréciables, tandis que, d'autres fois, la vie a pu se continuer, malgré d'effroyables ravages organiques.

N'importe, l'opiniâtreté qu'on a mise à faire passer la science médicale par tous les hasards de l'analyse a produit de belles découvertes et de magnifiques travaux, qui eussent été vraiment utiles si, au lieu de renverser la vieille doctrine vitaliste, doctrine supérieure évidemment à la soi-disant science de l'organisme mort, on l'eût fait profiter de chaque découverte nouvelle, s'en rapportant à elle ou se servant d'elle pour l'expliquer et lui donner sa place dans la connaissance et l'histoire de la vie.

Refusant d'entrer dans cette voie si naturelle et si simple, on a fait des prodiges d'efforts, on a poussé l'analyse jusque dans ses dernières limites pour lui faire rendre tout ce qu'elle pouvait contenir; on a bâti un immense édifice sur les faces duquel on a pu lire tous les désordres, toutes les lésions, tous les produits matériellement et physiquement appréciables des maladies. Mais qu'est-il arrivé? Une doctrine commune et supérieure manquant pour relier tous ces faits ensemble, pour en faire un faisceau scientifique puissant comme l'unité, chaque observateur a voulu, en vue de se faire un nom, créer sa doctrine; et c'est à travers ces milliers de doctrines de pure invention, contradictoires les unes des autres, qu'il nous faut démêler les découvertes dues à tant de travaux. On a moins servi, en réalité, la science médicale, la science de guérir, qu'élevé une Babel scientifique, où tout le monde veut raisonner, et personne ne s'entend.

Il n'y a donc qu'une seule vraie doctrine médicale : la doctrine vitaliste, doctrine qui considère la vie comme principe, comme objet ou comme centre de tout ce qui se produit dans le vivant, soit actes de santé, soit symptômes de maladies, et jusqu'aux lésions et altérations organiques.

La conséquence en est que, la vie se trouvant présente et participant à tous ces faits de santé, de maladie ou de désorganisation, de quelque ordre qu'ils soient, on ne doit jamais faire opposition à la part vitale qu'ils recèlent, mais au contraire la favoriser, la développer, l'agrandir, s'il est possible ; en d'autres termes, suivre toujours et aider la nature dans la guérison des maladies, et ne jamais la combattre.

Or, cette part vitale dans les maladies doit avoir un mode de se traduire, mode qui lui appartient exclusivement, et qui n'est ni la cause même de celles-là, ni le dommage qu'elles font à la vie, mais bien la forme vive des symptômes, mode assurément dont le désordre, comparativement à l'état de santé, n'est point le fait de la vie même, mais dont ce qui maintient l'organisme à travers et malgré ce désordre, ce qui donne à ce désordre une forme vivante, si étrange soit-elle, dépend absolument de la vie.

Ainsi donc, le mode morbide ou état vital de la maladie doit être respecté, parce qu'il est la vie même résistant à la mort, dont toute cause morbifique veut, si l'on peut dire ainsi, la frapper.

Voici pourquoi les anciens naturistes ne s'occupaient qu'à tenir les malades éloignés des causes de leur mal et à l'abri de celles qui pouvaient l'aggraver, livrant la maladie à son propre cours et en soutenant doucement les crises par des moyens convenables, afin de les rendre décisives et favorables le plus tôt possible.

Nul médecin qui ne procédera de la sorte ne peut se dire vitaliste, le vitalisme ne comportant l'opposition à la vie pas plus dans les maladies que dans la santé du vivant.

Le médecin matérialiste, au contraire, par l'habitude de tout reporter à la lésion matérielle, qui est la partie morte de la maladie, et de la confondre avec les symptômes, qui en sont la partie vivante, est conduit inévitablement à chercher la cause du mal dans ces derniers, et, dès lors, à les combattre de front, à les comprimer e plus possible; il va même jusqu'à voir dans

la plupart de nos maux une exagération de force
et de vie, et il se prend à se poser hardiment en
modérateur acharné, pour ne pas dire en des-
tructeur violent de l'une et de l'autre. De là ces
traitements effroyables dirigés contre l'excès de
nos forces, contre la surexaltation de la vitalité;
de là toutes ces pratiques inouïes qui, sous les
noms de Brownisme d'abord, et puis de Brous-
saisisme, ont décimé les populations.

Le vrai médecin, le médecin qui respecte la
nature, s'éloigne avec effroi d'un système d'idées
qui pousse à une méthode de médication si peu
rationnelle, si inconcevable; et, s'il lui arrive
d'opposer des remèdes aux maladies, il en fait
le choix de telle sorte qu'ils n'opèrent jamais
par refoulement, par oppression des symptômes.
Il sait que tout remède qui agirait ainsi attaque-
rait bien plus les manifestations de la vie, l'état
de la vie, la vie même, que le mal dont elle est
atteinte. La vie souffre : elle lui crie, dans son
langage, de lui venir en aide. Répondra-t-il à ce
cri de détresse qui traduit sa souffrance et les
périls où elle se trouve, y répondra-t-il en étouf-
fant ce cri même? Elle appelle un sauveur; se
fera-t-il son bourreau?...

Hippocrate avait posé la loi du naturisme; il

en avait même précisé la loi du progrès dans les propositions suivantes extraites du livre : *Des Lieux dans l'homme :*

« Parfois les maladies viennent par les sem-
« blables (c'est-à-dire par les choses en rapport
« avec l'état du sujet), et c'est par des remèdes
« semblables qu'on les guérit. Telle chose cause
« une difficulté d'uriner, qui n'existait pas, la-
« quelle guérit cette difficulté, si elle existe. La
« toux est comme la strangurie : les choses qui
« la produisent la guérissent de même. La fièvre
« d'inflammation est excitée par l'inflammation,
« et elle guérit aussi par l'inflammation, en
« usant de ce qui pourrait la produire... On gué-
« rit également le vomissement en faisant vo-
« mir. »

Les siècles postérieurs devaient perfectionner l'application de cette double loi en découvrant les moyens d'aider les efforts de la nature dans les maladies, pour atténuer ces dernières et les abréger.

Il y a eu des médecins, à toutes les époques, qui se sont attachés au naturisme et en ont dé-fendu la loi ; mais, contraints de résister inces-samment aux agressions acharnées d'adversaires implacables, ils n'ont pu produire rien de sérieux en faveur de ses progrès. Sans cela, que n'eussent point accompli des hommes tels que les Baillou, les Duret, les Houllier, les Dulaurens, les Sydenham, les Stahl et tant d'autres qui les avaient devancés ou qui les ont suivis dans les mêmes voies!

Pendant que ces nombreux athlètes, hommes de logique, de conscience et souvent de génie, se sont, de tous temps, tenus sur la brèche pour protéger l'arche sainte, les légions infidèles n'ont jamais cessé de gronder, de pousser des clameurs autour d'eux, de les harceler de traits acérés, d'inventer chaque jour ou de rajeunir quelque moyen d'attaque. L'humorisme, le solidisme, le mécanisme, le chimisme, l'organicisme, le pyrrhonisme, l'éclectisme et les théories sans nombre nées de ces systèmes divers, changeant de formes et de masques suivant les idées philosophiques et scientifiques régnantes, ne leur ont pas épargné leurs terribles coups. Mais, en aucun temps, ces violents assauts n'ont pu les renverser, parce qu'on ne renverse pas la nature; et, quand Bordeu a dit quelque part que la doctrine des naturistes détruira toutes les autres, il a prédit vrai; et, quand, avant lui, Stahl avait déclaré que la source des guérisons n'était pas dans l'emploi des modifications contraires, mais des modifications semblables aux effets des maladies, il avait replacé le naturisme dans la loi de son progrès, déterminée déjà par Hippocrate ou par ses disciples, mais toujours restée sans application pratique, parce que l'on manquait d'un flambeau conducteur pour élever cette loi du progrès thérapeutique à la hauteur d'une doctrine positive et applicable. A Hahnemann seul était réservée la gloire, en reprenant la puissance féconde de ce principe, de lui faire rendre, par un effort de son génie et par une persévérance infatigable, tous les trésors cachés qu'elle contenait.

Restons donc bien convaincus que nous n'a-vons, pour diriger le traitement des maladies, qu'à nous laisser conduire par les symptômes qui les caractérisent, et à modeler sur eux les actions que nous voulons produire, venant en aide aux crises qu'ils préparent, c'est-à-dire que prépare la nature, dans le sens même qu'elles affectent. — Que, si la manière d'agir du remède employé est purement générale, son influence, bien appliquée, aura pour effet de rendre la crise plus complète sans en diminuer l'intensité; que si, au contraire, elle est spéciale au mode spécial de la maladie, alors la crise sera douce, facile, souvent presque inaperçue et toujours plus prompte et plus décisive. Nous montrerons cela dans son lieu.

On voit aisément que, si le naturisme en médecine est la conséquence inévitable de la doctrine vitaliste, il mène lui-même logiquement, toutes les fois qu'on emploiera dans les maladies des médicaments d'une appropriation spéciale, il mène, dis-je, logiquement à la *médication homœopathique* (cet enfant sublime du génie de Hahnemann), médication basée sur l'analogie des symptômes de la maladie avec les troubles que les médicaments peuvent susciter dans l'homme sain. Du moment, en effet, que la méthode de traitement la plus conforme à la nature ne doit jamais s'opposer aux symptômes, mais en suivre le sens, est-il possible de suivre ce sens d'une manière plus parfaite qu'en usant de remèdes aptes à produire les mêmes symptômes?

La conclusion à tirer de là est que, hors l'homœopathie, il n'est point de thérapeutique vraiment naturelle.

Cette conclusion sera un scandale à bien des gens; mais que nous importe? Il est plus diffi-

cile d'en diminuer la vérité qu'aisé de soutenir
la thèse contraire.

Dans l'impossibilité d'ébranler le principe
même de cette doctrine thérapeutique, on ar-
guera de l'atténuation si extraordinaire des
agents médicamenteux qu'elle recommande.

Il est facile de répondre aux objections, sous
quelque forme qu'elles se présentent.

Dira-t-on, avec quelques-uns, que les moyens
homœopathiques ne peuvent, à cause de leur
atténuation, qu'être impuissants dans les maux
chroniques, et, à cause de leur qualité, qu'être
dangereux dans les maladies aiguës?

Les guérisons de maladies chroniques rebelles
opérées par la médication homœopathique, guérisons innombrables et qu'il n'est plus admis
aujourd'hui de révoquer en doute, suffisent pour
renverser la première objection et prouver non-
seulement la puissance appréciable de cette médication dans ces maladies, mais ses succès incomparables.

Quant à la deuxième objection, relative au
danger de ces moyens thérapeutiques dans les affections morbides aiguës, elle est détruite par les

principes mêmes sur lesquels repose la loi de la
médication homœopathique, principes qui, suivant les démonstrations antécédentes, découlent
rigoureusement de la manière dont procède la
vie dans les guérisons purement naturelles, guérisons sur lesquelles se modèle, pour en augmenter le nombre, la thérapie homœopathique. —
Or, il est incontestable, et nul médecin de bonne
foi ne conteste que, les malades étant placés
dans des conditions hygiéniques convenables,
il n'y a nul dommage, pour le nombre des guérisons, à livrer la nature à elle-même, au lieu
de l'entraver par les médications en usage. Il est
incontestable, d'ailleurs, que la thérapeutique,
pour être rationnelle, doit se faire l'auxiliaire
et non l'antagoniste de la nature bienfaisante et
médicatrice. Mais il est prouvé que l'homœopathie présente, et présente seule, toutes les conditions de cette puissance auxiliaire réclamée
par la nature contre les maladies qui l'oppri-
ment. Donc, du point de vue de la logique, l'homœopathie n'est pas plus dangereuse dans le
traitement des maladies aiguës que dans celui
des maladies chroniques, et elle reste la seule
thérapeutique rationnelle, à l'égard des unes
comme à l'égard des autres.

Que si nous atténuons l'action des médicaments homœopathiques à un degré extraordinaire, c'est la conséquence logique de ce que la
nature, dans ses actes salutaires, ne veut que de
légères impulsions, afin de n'être point troublée,
mais seulement un peu soutenue, doucement
excitée.

La comparaison des faits de guérison est, en
outre, tout à l'avantage de l'homœopathie.

Pendant que, en effet, d'après les statistiques,
la médecine expectante, d'une part, livrant tout
aux seules ressources de la nature, et, d'une autre part, la médecine agissante, usant des ressources allopathiques générales les mieux diri-
gées, les plus sagement employées, se balancent
à peu près quant au nombre des guérisons, —
les statistiques homœopathiques présentent des
résultats bien supérieurs.

Nous ne relaterons pas celles que nous fournissent les hôpitaux homœopathiques d'Allemagne et d'ailleurs ; ce serait superflu, quelque
favorables qu'elles soient. La France peut nous
donner d'assez beaux arguments numériques,
sous ce rapport, pour n'avoir pas à en chercher
à l'extérieur.

Or, il résulte d'un tableau statistique et comparatif récent, des médications allopathique et homœopathique, à l'hôpital Sainte-Marguerite de Paris, que la médication allopathique, dirigée par MM. Valleix et Marotte, a présenté, comme moyenne des trois dernières années, une mortalité de 113 pour 1,000, alors que la médication homœopathique, dirigée par M. Tessier, n'a présenté, en moyenne de ces trois années, que 85 décès pour 1,000 malades.

Il résulte également de l'état des livres de l'hôpital de Thoissey (Ain), — ainsi que l'ont déclaré MM. les administrateurs de cet hôpital, dans une lettre du 2 janvier 1846, insérée dans un journal de Mâcon, — que le nombre des décès a été incomparablement *moindre* relativement à celui des malades, depuis l'entrée en fonctions du docteur Gastier (dont la pratique médicale est exclusivement homœopathique), qu'il n'était avant ce médecin.

Il résulte encore d'une lettre de M. Matton, aumônier du refuge de Marseille, publiée dans la *Gazette de Provence*, en septembre 1849, que, sur 270 cholériques, — dont 70 atteints des symptômes les plus alarmants, — qui furent réunis dans cette maison, traduite en ambulance, et y furent traités homœopathiquement par M. le docteur Chargé, il n'y a eu que 15 décès, alors que partout, dans la ville, la mortalité s'élevait bien au delà de 50 pour 100.

Il est donc bien clair qu'en fait de statistique l'homœopathie est supérieure aux autres méthodes de guérir les maladies.

Il est dès lors surabondamment prouvé : 1° que les agents homœopathiques, malgré leur atténuation, n'en sont pas moins puissants et curateurs dans les maladies chroniques ; 2° et que leur qualité, loin de les rendre dangereux dans les maladies aiguës, est la source, au contraire, de leurs succès incomparables.

Voudra-t-on replier ses attaques sur la soi-disant absurdité des doses infinitésimales, prétextant que de l'impossibilité de constater la présence matérielle d'une substance doit naître l'absence de *sa vertu* dans ce que nous appelons médicaments homœopathiques ?

Cette objection n'est pas mieux assise que les précédentes.

Disons, d'abord, que, la loi homœopathique admise, la question de la dose des remèdes en est presque indépendante : chaque médecin, sous ce rapport, reste juge souverain de sa pratique.

Mais prenons la chose à la rigueur ; supposons que la doctrine homœopathique n'a pas seulement pour base la loi des semblables, mais encore les doses infinitésimales. L'objection est triviale, mesquine et au-dessous de la science.

Est-ce donc que, pour le savant qui ne se borne pas à la simple analyse de la matière, sans permettre à sa pensée de s'élever à des considérations supérieures et de chercher la raison des choses, est-ce que les vertus et les forces comptent pour moins que la masse et le volume dans la constitution de la matière, objet de ses travaux ?

Quand Ampère a dit que l'étendue des corps lui semblait n'être qu'un mode apparent et que la matière du monde entier pourrait bien être contenue dans le creux de la main, n'a-t-il pas fait comprendre par là que, pour lui, ce qui se voit des corps n'est pas la chose importante, la chose qui en régit les autres propriétés, mais que, bien au contraire, c'est ce qui ne se voit pas, — les vertus et les forces, — qui régit tout le reste.

J'irai plus loin qu'Ampère : je dirai qu'on peut concevoir, par un effort de pensée, la matière du monde entier contenue dans un point :

Supprimez, des deux forces par lesquelles Newton explique les phénomènes du monde physique, — la gravitation et la force centrifuge, — supprimez cette dernière, livrant tous les corps et toutes leurs molécules à la puissance seule de la gravitation, qu'arriverait-il? Tous ces corps se précipiteraient violemment les uns vers les autres et se confondraient ; toutes leurs molécules iraient se pressant les unes contre les autres, et, se réduisant de plus en plus aux proportions d'une gravitation, d'une concentration absolue, sans contre-poids, où conçoit-on que pût s'arrêter cette poussée en dedans, devenue infinie en puissance, sinon à la réduction de l'univers entier en un point sans étendue et sans pesanteur?...

Supprimons, au contraire, la force de gravitation, ne laissant subsister que la force centrifuge, cette force qui, en contrebalançant sa rivale, écarte les corps les uns des autres, met des distances entre leurs molécules, et donne ainsi l'étendue au monde matériel et aux corps qui le composent, — ne voyez-vous pas ce monde, ces corps, ces molécules, se désagrégeant indéfiniment, se dispersant, s'envolant, disparaissant, pour ne plus avoir aucune des propriétés physiques que nous leur connaissons, pour n'être plus appréciables à nos sens ou à nos moyens d'examen?

Loin de moi la pensée de mettre en doute la réalité de la matière, par ce mode d'argumentation. J'ai seulement voulu montrer que sa forme s'évanouit, du moment qu'on essaye de retrancher quelque chose de son essence ou de ses forces. Et l'on peut, au contraire, modifier cette forme de toutes façons, en changer le volume, les proportions et les lignes, en briser les liens, la diviser et la subdiviser indéfiniment, sans qu'il soit possible de supposer que la molécule la plus loin jetée dans cette division ait rien perdu de son essence et de sa force de nature.

Il est donc vrai que la matière est bien plus dépendante de ses vertus et de ses forces que de sa masse et de son volume.

Que viendrez-vous, après cela, nier les vertus de nos remèdes, à cause de leur ténuité matérielle? Est-ce que dans cette ténuité même l'essence et la force natives de la substance peuvent manquer?

Mais encore descendons à un ordre d'idées moins métaphysique :

Où sont les prodiges des forces que contient la matière?

Dans quelques gouttes d'eau réduites en vapeur ;

Dans l'échauffement des gaz, qui, en dilatant leurs molécules, en centuple la puissance ;

Dans tous les effets merveilleux de la chaleur, agent inétendu et impondérable ;

Dans tous ceux de l'électricité, agent également inétendu et impondérable ;

Dans ceux du magnétisme minéral, puissance du même ordre ;

Dans ceux même du magnétisme animal, force extraordinaire, étrange, irréductible jusqu'à ce jour à la mesure étroite d'un examen et d'une appréciation scientifiques.

Mais pour quelle part compte, dans toutes ces merveilles de puissance, l'état massif de la matière ? Pour rien du tout : c'est, au contraire, à mesure que la matière s'atténue, s'efface, qu'apparaissent les phénomènes les plus étonnants, les forces les plus irrésistibles, les plus inconcevables.

Descendons encore à des faits qui nous soient plus familiers :

Les odeurs sont-elles matérielles dans le sens de la pesanteur, de l'étendue ?

Les chimistes peuvent l'affirmer ; l'expérience

le niera : car, si l'odeur est massive, elle doit, à force de se répandre, diminuer sensiblement le poids du corps odorant d'où elle émane. Et cependant « Bayle a reconnu qu'un grain de musc peut remplir, pendant vingt ans, de ses émanations odorantes un grand espace, *dans lequel l'air se renouvelle chaque jour,* sans que la masse éprouve la moindre diminution. D'une autre part, Leslie a expérimenté qu'un morceau de cette substance, placé dans un appartement *hermétiquement fermé,* dépense entièrement son odeur dans l'espace de quelques mois, et que ce corps, devenu inodore, placé dans une atmosphère surchargée de miasmes putrides, reprend l'odeur qui lui est propre, sans avoir, dans ces deux conditions, varié quant au poids. » (*Bibliothèque homœopathique de Genève.*)

N'est-il pas clair, d'après cela, que ce n'est point dans un état massif que les odeurs ont leur essence, mais dans un état supérieur qui n'est pas la matière brute, mais en constitue l'une des qualités spécifiques.

Tout cela est assurément tout aussi mystérieux que la puissance des remèdes homœopathiques à des doses infinitésimales !

Il était important d'exposer l'état de la médecine, de démêler, à travers tant de doctrines
confuses qui se sont partagé la science de guérir
ou s'en sont déclarées les souveraines, quelle
était la vraie doctrine et quelle est la loi qui en
découle pour le traitement et la guérison des
maladies ; et puis de montrer le lien puissant
qui y rattache, comme conséquence logique, nécessaire, la doctrine médicale homœopathique,
— avant de traiter *ex professo* la question de
cette doctrine, ancienne dans son principe, nouvelle dans son application.

Nous allons, dans le travail qui va suivre,
prendre cette question d'un point de vue plus
vaste, — étudiant d'abord son côté vital, et prou-
vant qu'en ce qui touche à la vie il ne peut y
avoir *qu'une seule loi thérapeutique*, une seule loi
présidant aux guérisons, quels que soient les
moyens de guérir employés, allopathiques ou
homœopathiques.

Nous montrerons ensuite la supériorité rationnelle des moyens homœopathiques sur les autres.

Nous traiterons, en troisième lieu, de la pratique médicale homœopathique, soit par rapport
à l'étude des remèdes, soit par rapport à leur
emploi dans les maladies.

PRINCIPES

DOCTRINE MÉDICALE

HOMŒOPATHIQUE.

PREMIÈRE PARTIE.

UNITÉ DE LA LOI THÉRAPEUTIQUE DÉDUITE DES CONDITIONS INTIMES DE LA VIE.

Une seule loi, en médecine, régit la guérison des maladies, à quelques moyens que soit due cette dernière.

Cette loi est que toute guérison vient d'une agression portée au sein de nos forces par le remède ou le moyen employé, agression qui les provoque à déployer l'activité nécessaire pour réagir contre l'état morbide existant et le dissiper.

La preuve de cette proposition, ainsi définie, dépend de l'examen approfondi et démonstratif des propositions suivantes :

Art. 1er. Vivre, c'est agir : agir en santé ou agir en maladie.

Art. 2. La santé est l'état d'intégrité de la force active du vivant.

Art. 3. La maladie est constituée par un état réel de faiblesse dans cette force active.

Art. 4. Le propre de la vie, c'est la résistance.

Art. 5. De même que les aliments correspondent aux principaux besoins de la santé, les remèdes correspondent à ceux de la maladie : d'où, le remède doit restaurer la force vitale souffrant d'une atteinte morbide, tout comme l'aliment restaure cette force souffrant de la faim ou de la soif.

Art. 6. Les remèdes sont directs ou homœopathiques. indirects ou allopathiques.

Art. 7. Un remède, n'importe lequel, ne restaure la force de vie (ne guérit) qu'en l'attaquant, et l'obligeant ainsi à mettre eu évidence, en action, toutes les ressources d'énergie qu'elle possède pour vaincre l'état morbide.

ARTICLE PREMIER.

Vivre, c'est agir : agir en santé ou agir en maladie.

La vie est une manière d'agir quelconque de la force vitale. Tant que cette force agit, l'on vit ; quand elle cesse absolument d'agir, on meurt.

Il est, dès lors, évident que la vie n'appartient pas
mieux à l'état de santé qu'à celui de maladie, puisque, malade ou bien portante, notre force vitale n'en
est pas moins toujours active. Seulement, le mode
d'activité diffère : on vit autrement étant malade que
ne l'étant point. De là deux formes de vie : la vie en
santé et la vie en maladie.

Dans la première, on vit sans effort et avec bien-
être ; dans la deuxième, on vit péniblement et avec
souffrance.

ARTICLE II.

La santé est l'état d'intégrité de la force active du vivant.

Cette proposition trouve sa démonstration en ce
que, pour résister aux causes nuisibles, se tenir en
équilibre de fonctions et ne point souffrir, le corps
vivant a besoin que son activité soit puissante, efficace. Mais alors il faut qu'elle soit entière, que nulle
cause n'en mette une part en échec : sinon, il y aura
manque d'équilibre, malaise, dans la part opprimée,
donc absence de santé pour le sujet.

Il est important de montrer ici que, dans le vivant,
la force vitale se présente à deux états très-distincts :
l'un d'activité, ou *force active*, évidente, activité habituelle ; l'autre de repos, ou *force disponible*, en réserve, cachée, sommeillante.

Pendant la santé, la force de vie n'est jamais toute

en action : elle tient en réserve une immense partie d'elle-même. Quand cette partie se met à l'œuvre, c'est que la vie est en souffrance, en péril.

Voyez cet homme accablé par une longue marche; il continue péniblement sa route, et dans ses mouvements tout annonce une grande fatigue. Est-il surpris par un violent orage! sa lassitude disparaît pour faire place à une agilité nouvelle; il va d'un pas facile et dispos, comme s'il eût retrouvé toute la force qu'il avait perdue.

Considérez cet avare; il est timide, craintif, lâche, rampant. Essayez de lui ravir son trésor, et, pour le défendre, il devient un athlète courageux, hardi, invincible.

Et qui n'a ouï parler de ce paralytique oublié par les siens au milieu d'un incendie, lequel retrouve, pour se sauver, l'usage de ses membres, et reste guéri?

D'où viennent ces phénomènes, si ce n'est de ce que nous possédons une somme de force active pour notre service habituel, pour nos besoins de tous les instants, et une somme de force en réserve, disponible, pour les besoins imprévus, pour les grandes occasions?

Ici s'offre à propos le fait cité par M. Gastier dans son essai sur la nature des maladies, et reproduit par M. Courbis dans sa thèse pour le doctorat, — « d'une femme qui, dit M. Gastier, était d'une constitution débile et jouissait d'une santé peu constante. Son enfant tombe malade. Le danger où elle le voit la rend insensible à ses propres maux : elle néglige tous les soins qu'elle avait coutume de prendre de sa santé pour ne songer qu'à en prodiguer à son enfant; elle s'oublie, enfin, pour ne songer qu'à lui. Les sollicitudes de son cœur ne lui permettent pas même de jouir du repos de la nuit : il eût été mal veillé par une autre que par elle; et un mois se passe sans que cette tendre mère, toujours agitée par la crainte de perdre l'objet de son affection, goûte un instant de calme. On croira que sa santé éprouva de grands désordres pendant cet espace de temps... Point du tout : elle semblait n'avoir jamais joui d'une aussi bonne santé, tant le sentiment qui l'occupait avait exalté sa force! Enfin, son enfant est hors de danger... Dès lors, délivrée de ses inquiétudes, ses esprits reviennent à l'état calme, et cet instant, auquel elle renvoyait pour prendre d'elle les soins accoutumés et nécessaires à sa santé, fut le dernier de sa vie. Comment pouvait-elle exister alors que toutes les puissances d'où émane la vie avaient été épuisées?... »

Ce dernier mot du docteur Gastier est assez concluant : cette femme avait consumé à fond sa force de vie.

Mais où donc tant de ressources d'activité et de vigueur inconnues avaient-elles pris naissance chez un sujet qui en avait si peu dans son état habituel? On ne peut douter qu'un dépôt caché et plein de richesse n'ait fourni à cette dépense considérable de puissance active, et que toute la somme d'énergie vitale qui s'y tenait en réserve ne se soit rapidement usée en passant trop vivement et avec excès à l'état d'évidence et d'activité.

La distribution de la force vitale en *force active* et en *force disponible* est donc prouvée.

Nous avons dit, d'une autre part, que la vie est active; que, de l'instant où toute action cesse, la vie s'éteint. En conséquence, les choses qui nous font vivre n'opèrent ce résultat qu'en maintenant dans nous, ou, suivant nos besoins, en y faisant passer à l'état d'activité, une somme suffisante de force vitale.

Le maintien de cette force dans son activité normale habituelle, *état d'intégrité de la force active*, constitue la santé.

L'appel à l'activité d'une quantité plus ou moins grande de la puissance vitale disponible, pour venir en aide à la puissance active opprimée, n'est plus ou tout au moins commence à n'être plus la santé.

ARTICLE III.

La maladie est constituée par un état réel de faiblesse, plus ou moins durable, dans la force active de la vie.

§ 1ᵉʳ.

Le principe de toute maladie est en cela que l'ac-

tivité vitale, excédée par une cause nocive et ayant
cédé à ses atteintes, a besoin d'être relevée de son
impuissance par l'appui soutenu de l'énergie vitale
disponible.

La maladie tient donc à une condition de faiblesse
plus ou moins profonde, plus ou moins prolongée, plus
ou moins facile à réparer, dans la force active de la vie.

S'il en est ainsi, quelle sera la valeur des affirmations contraires établissant que la maladie peut naître
d'un excès d'énergie vitale, et la vie s'user, se consumer et se détruire par la surabondance et l'exaltation d'elle-même?

De telles affirmations reposent sur des idées fausses
et déclarent un fait absurde : à savoir que la vie devient malade parce qu'elle a plus de puissance qu'il
ne faut pour résister aux causes morbifiques; qu'elle
s'use, se consume et se détruit, parce qu'elle a plus
de richesse, plus de moyens d'action qu'il n'en faut
pour suffire à toutes ses dépenses d'activité.

Ainsi, l'amoindrissement et la ruine de la vie seraient dus à sa vigueur, à ses vastes ressources, à
son énergie d'action !...

Il est incompréhensible qu'un enseignement si mal
fondé ait pris cours dans la science.

Il ne l'est pas moins que l'on attribue à la vie le
pouvoir de faire par elle-même des écarts où elle
trouve sa ruine.

La force vitale serait donc douée de volonté !... Il

n'y a que les puissances ainsi douées qui d'elles-
mêmes, indépendamment de toute autre cause, aient
la faculté de s'écarter de leur direction normale, faculté que n'ont ni ne peuvent avoir les puissances
sans volonté.

Telles sont les forces motrices, ne déviant que s'il
y a des obstacles. On enseigne, en effet, qu'un corps
en mouvement ne peut changer de lui-même ni la
direction ni la vitesse de ce mouvement; et ces forces
gardent si énergiquement leurs tendances primitives,
que, par exemple, un corps arrêté dans sa chute reprend, l'obstacle enlevé, sa première direction.

La force vitale agit de même. Son acte normal,
celui qui dépend de sa spontanéité propre, est d'opérer le bien-être du vivant. D'elle-même elle ne peut
faire autre chose, ni jamais perdre sa tendance naturelle à produire ce bien-être.

1° Pour qu'elle cessât d'agir dans le sens normal,
il faudrait évidemment l'influence d'une cause. Or,
celle-ci serait ou que la force de vie se déterminât,
de son propre mouvement, à un acte anormal, ou
qu'elle y fût poussée par une force étrangère. Mais
se déterminer, prendre un parti, suppose une volonté,
et la force vitale a-t-elle une volonté dans le végétal,
dans l'homme? Non. Donc il ne peut y avoir nulle
détermination de cette force, quand elle fait un acte
anormal. Il y a donc impulsion d'une force étrangère.

2° Quant aux tendances vitales, elles restent les

mêmes, malgré l'entrave des causes nuisibles aux actes réguliers de la vie. Il suffit d'éloigner cette entrave pour ramener la santé et le bien-être. La tendance vitale à les produire a donc persisté.

On dira : « La force vitale est une force aveugle, et doit fréquemment errer dans ses actes; » ou bien, changeant le nom, on accusera de tous les accidents de la vie la nature inintelligente, au lieu d'en accuser les causes étrangères.

Disons plutôt qu'en raison de sa condition de force aveugle et inintelligente, la force de vie, ou la nature, doit par elle-même être infaillible dans ses actes. Pour se tromper, il faut voir, comprendre, pouvoir choisir. Si l'on ne peut choisir, on ne se trompe pas : on obéit à une impulsion reçue; on suit avec plus ou moins de facilité ou de peine, suivant les difficultés qu'on rencontre, une direction donnée et de laquelle on ne peut se défendre.

Concluons que tout préjudice porté à la force vitale lui vient non d'une surabondance, d'un excès d'énergie, d'une surexaltation d'elle-même; non de ses écarts ou de son état de force aveugle, mais bien des causes étrangères, manifestes ou cachées, — et que, si le vivant est malade, c'est toujours *à défaut de résistance actuelle suffisante* dans la puissance active de la vie pour neutraliser l'influence de quelque agent nocif.

§ 2.

L'examen des faits confirme cette conclusion.

Étudions, de ce point de vue, les hémorragies, les fièvres inflammatoires, les inflammations locales franches, l'éréthisme sanguin, la pléthore, tous états que la plupart des médecins attribuent à la surabondance des forces, et dans lesquels, pour en obtenir la cure, ils prétendent soit à modérer les efforts désordonnés ou excessifs de la force de vie, soit à ramener cette dernière de ses écarts.

Nous constaterons d'abord qu'il n'est point d'hémorragie, point d'inflammation générale ou locale, point d'éréthisme sanguin, point de pléthore, sans une cause qui l'engendre.

Cette cause serait-elle un excès de force, un excès de vie?... Où en est la preuve?

Qu'on ne vienne pas nous montrer cette preuve dans une certaine effervescence ou un surcroît du sang, dans un rapport inexact entre la quantité des globules et celle des autres principes qui le composent! Rien ne prouve, en effet, que tel ou tel état particulier du fluide sanguin annonce trop de force et de vie.

La proposition contraire est même facile à établir, savoir : que, toutes choses égales, il y a moins d'énergie vitale, moins de force réelle, là où le sang est dans un état de grande mobilité ou de trop-plein, ou d'inexactitude dans les rapports de ses matériaux constituants, que là où règnent le calme et une mesure exacte.

Si le sang perd ce calme ou cette mesure, la cause en est quelque part. Dire qu'elle est dans un excès de force de la vie, c'est tomber dans un cercle vicieux, puisqu'on veut imputer cet excès même au fluide sanguin. Cette cause est donc ailleurs.

Mais, alors, je demanderai si la force vitale, considérée relativement à cette cause étrangère qui l'entrave, serait moins énergique dans celui où, par son activité résistante, elle empêcherait que le sang ne perdît son état normal, ou bien dans celui chez lequel, faiblissant sous l'influence de cette cause, elle ne pourrait maintenir cet état.

Assurément, l'énergie vitale est, dans le premier cas, plus grande et plus puissante, plus vive que dans le dernier.

L'induction logique de cette démonstration est que les hémorragies et les autres affections morbides susdénommées, et toutes les maladies sans exception, sont toujours dues à des causes, connues ou ignorées, dominant assez la force du vivant pour la contraindre, en quelque sorte, à la production de l'ensemble des phénomènes morbides existants. Donc, ici, la force vitale est évidemment en défaut, bien loin d'être en excès d'énergie.

§ 5.

Objectera-t-on qu'une maladie étant une altération de fonction, cette dernière pourrait très-bien être le produit d'une réaction trop considérable de la force de vie contre un obstacle gênant son action.

Il est clair qu'en cela on prend pour de la réaction l'appareil morbide, les symptômes qui accompagnent ou constituent le trouble fonctionnel.

Assurément, cet état sensible. de la maladie est vital!... vital en moins et non en excès ; puisque la vie est attaquée et qu'elle souffre, et qu'elle exprime sa souffrance sous une forme désordonnée. Mais tout vital qu'il est, cet état n'est pas de la réaction : la réaction est l'*acte vif* qui règne par-dessous les phénomènes apparents, qui est voilé par eux, qu'on devine sans le voir, qui s'opère à travers ces désordres ; c'est la résistance par laquelle la force conservatrice de la vie tâche de se tenir à l'état stable et normal dans le corps vivant, ou de le reprendre, si elle l'avait perdu; c'est l'œuvre forte d'une puissance ébranlée, mais qui, au lieu de s'abandonner à la mobilité de cet ébranlement, y résiste de toute son énergie.

Exemple : Je me fais une blessure; celle-ci guérit promptement, sans qu'il y apparaisse la moindre trace d'inflammation (1). — Une autre personne se

(1) Les travaux insérés, en 1846, dans les journaux de médecine de Montpellier ont prouvé que ce résultat pouvait avoir lieu.

fait une blessure exactement de même, et la guérison ne s'accomplit que lentement, après une inflammation considérable, un état fébrile général, etc.

J'entends des médecins dire que, dans le premier cas, il n'y a pas eu de réaction, et que, dans le deuxième, celle-ci a été très-forte, très-énergique, et, par suite, nuisible au sujet.

Le contraire est seul vrai : dans le premier cas, la réaction a été rapide et puissante; dans le deuxième, elle a été lente à se produire, et n'a suffi qu'à grand'peine.

En effet, dans l'une comme dans l'autre circonstance, la blessure éprouvée par le sujet est une atteinte portée à sa force de vie.

Cette atteinte trouvant ici une résistance vitale très-grande, une réaction intense et toute prête, l'économie y reste indifférente; il n'y a rien de troublé.

Là, au contraire, l'agression faite à la vie ne rencontre qu'une faible résistance. Dès lors, au lieu d'une prompte guérison de la partie souffrante, paraissent la fluxion et l'inflammation, signe d'attaque sérieuse à la force vitale. Cela ne suffit pas à réveiller assez de réaction; la fièvre succède. La vie, mise en un péril nouveau, s'en émeut, appelle à l'œuvre de nouvelles ressources et suscite un effet décisif de réaction, une crise! La fièvre, l'inflammation, la fluxion cèdent à cet effort vital, et la blessure guérit.

Donc, la réaction vraiment forte a existé là où la

blessure s'est guérie sans peine ; et, là où la guérison a eu tant d'obstacles, la réaction n'a été, qu'avec le temps, juste suffisante.

On demandera quelle est alors la différence à faire d'une plaie qui ne guérit pas, parce que, la sanguification et l'innervation y étant faibles, il y a, dit-on, manque de vitalité, — d'avec celle qui également ne guérit pas, mais à cause d'une fluxion sanguine et nerveuse violente?...

Je vois, dans les deux cas, un défaut actuel de vitalité réactive ; seulement, l'espèce est différente ; ce sont deux états spéciaux, chacun dans un mode à soi : — voilà tout.

§ 4.

Il est donc incontestable que la force qui accomplit la vie dans les corps vivants ne peut agir au préjudice de ces derniers. Mais, trop souvent, elle n'est pas assez puissante pour les préserver des effets nocifs des causes destructives, et alors la vie est embarrassée, pénible, malade, jusqu'à ce qu'elle soit épuisée et mourante, détruite qu'elle est par les entraves et succombant à la peine.

Donc, en définitive, il est évident que la maladie est constituée par un état réel de faiblesse dans l'activité de la force vitale.

ARTICLE IV.

Le propre de la vie, c'est la résistance.

Vivre, c'est *résister*, résister à un monde de causes qui aspirent sans cesse à nous détruire ; ce n'est rien autre.

Vivre malade, c'est donc aussi résister à ces causes, mais y résister mal.

Et quand je dis : vivre, c'est résister bien ou mal aux causes nuisibles, je veux dire non-seulement que, si le vivant n'y résistait, il cesserait de vivre, mais encore qu'il ne peut vivre s'il n'est en rapport avec elles.

En effet, j'ai fait voir, dans mon introduction à la philosophie médicale, que tous les êtres de la nature et du monde exercent les uns sur les autres une fonction envahissante. En conséquence, tout envahit sur le vivant, et lui-même envahit sur tout ce qui l'entoure ; d'où il résulte que, pour se soustraire à ce mutuel envahissement, le vivant et le monde extérieur ont besoin, chacun de son côté, de résister aux entreprises l'un de l'autre.

Que si, arrêtant notre pensée sur le vivant, nous étudions à la fois l'acte d'envahissement qu'il exerce sur le monde extérieur et l'acte de résistance qu'il lui oppose, nous trouvons :

1° Que, pour être, par nature, poussé incessamment à l'acte d'envahir, il faut que, naturellement, il en ait besoin. Et, de fait, il possède bien en lui-même la force qui opère la vie : mais les matériaux avec lesquels cette force l'opère, les aliments, par exemple, l'air atmosphérique, etc., sont tous en dehors de lui.

2° Que la condition nécessaire où est le vivant de résister sans relâche prouve que ce monde, dont il a besoin, l'attaque et cherche à le détruire.

Pour vivre, il ne faut donc pas seulement résister aux causes destructives, mais encore être en rapport avec elles. En d'autres termes, *nous vivons nécessairement de ce qui nous est hostile*. L'important est que notre force, neutralisant la sienne, s'affermisse et s'accroisse par cet acte d'énergie.

L'air même que nous respirons et l'aliment nous sont contraires, portent de vives atteintes à notre vie, si notre force n'est en état de réduire la leur à l'état d'innocuité.

Est-ce qu'il ne suffit pas d'un peu de faiblesse de l'organe respiratoire, au-dessous de la mesure normale, pour que l'air même le plus pur, le plus doux, l'impressionne douloureusement ; d'une diminution dans la vigueur de l'organe gastrique, pour que l'aliment le fatigue, lui soit incommode, nuisible, délétère ?

Il est conséquemment bien vrai que, pour vivre,

nous avons besoin de ce qui nous est hostile, et que, s'il nous devient favorable, c'est qu'alors notre force de résistance vitale en réduit facilement l'action et la rend bénigne.

Telle est la loi générale.

Dans l'application de cette loi, il est indispensable, on le comprend, que, pour contribuer au maintien de notre vie, la chose ennemie dont nous vivons se rapporte aux besoins que nous éprouvons, et vienne les satisfaire, à temps et à propos.

ARTICLE V.

De même que les aliments correspondent aux principaux besoins de la santé, les remèdes correspondent à ceux de la maladie : d'où, le remède doit restaurer la force vitale souffrant d'une atteinte morbide, tout comme l'aliment restaure cette force souffrant de l'atteinte de la faim ou de la soif.

§ 1ᵉʳ.

Ayant prouvé que le vivant est *en santé*, lorsque sa force est énergique et domine par son activité les causes qui tendent à le détruire, et qu'il est *en maladie*, quand cette activité cède à leur atteinte, — voyons, maintenant, s'il est possible de déterminer quels sont les moyens de satisfaire ses besoins, quand il est bien portant, moyens de le maintenir en cet état, et quels sont ceux de les satisfaire, s'il est malade, pour le replacer en des conditions normales.

Les moyens de satisfaire aux besoins de la santé sont toutes les choses embrassées dans la matière de l'hygiène. L'aliment y occupe la première place, et l'on peut même le considérer comme approprié si spécialement et uniquement à la santé, que l'état de bien-être, même le plus faible, se soutient dans un sujet à la mesure plus ou moins normale de son appétit et de son alimentation.

Le fait le plus habituel dans les maladies, fait constant dans les maladies aiguës graves avec fièvre intense, c'est qu'on n'a point besoin d'aliments; que l'estomac les repousse, et que l'usage en est nuisible.

Pendant la santé, ce besoin est, au contraire, impérieux, irrésistible, l'alimentation indispensable, et l'effet de celle-ci au profit du bien-être et de la conservation du sujet.

Sommes-nous malades (hors que la privation de nourriture ou une grande déperdition de substance en soit la cause), l'aliment est impuissant par lui-même à nous rendre la santé. La nature appelle d'autres moyens.

Il faut donc chercher ailleurs des agents ou influences propres à reconstituer la santé du vivant, quand la maladie a pris la place de cette dernière.

Or, les agents, les influences, correspondant à ce besoin du vivant malade, ce sont les moyens de remédier à son mal-être, les *remèdes*.

§ 2.

Qu'est-ce qu'un remède?

Un remède est le moyen de rappeler le malade au bien-être qu'il a perdu; de même que l'aliment est celui de conserver le bien-être existant dans les sujets en santé.

Quel est, en cela, le mode d'agir de l'un comme de l'autre?

Des deux parts, il y a, suivant l'idée émise par le docteur Gastier dans un travail qu'a publié, en 1850, le *Bulletin de la Société de médecine homœopathique de Paris*, il y a satisfaction d'un besoin éprouvé par le vivant : ici, c'est le besoin d'*aliment;* là, c'est le besoin de *remède.*

Cependant, le premier de ces deux besoins diffère du dernier en ce que l'aliment a deux effets à réaliser : l'un sur la force vitale, pour la porter au bien-être; l'autre sur la substance matérielle, pour la renouveler; tandis que le remède n'a d'autre effet à accomplir que celui de porter au bien-être la force du vivant.

La preuve en est : 1° que, du moment où nous ne pouvons tolérer l'usage des aliments, notre substance matérielle s'appauvrit; 2° qu'autant de temps un malade ne prend que des remèdes, même parfaitement appropriés à son état, et point de nourriture, autant de temps l'amaigrissement ne cesse de croître.

4

Mais, puisque l'usage de l'aliment, dont nous avons besoin, nous donne le bien-être, il est évident que, dès l'instant où ce besoin se fait sentir, le bien-être nous manque : la souffrance de la faim ou de la soif en a pris la place.

Quant au remède, — qui ne sait qu'en avoir besoin annonce dans nous l'absence du bien-être, la souffrance?

§ 5.

Comment opèrent l'aliment et le remède, chacun suivant le besoin qui l'appelle, pour nous porter au bien-être?

Ils deviennent, pour notre force de vie, les objets d'activité qu'elle sollicite.

Avoir besoin d'aliment, c'est, pour elle, avoir besoin d'agir dans tel sens; avoir besoin de remède, c'est avoir besoin d'agir dans tel autre.

Or, comme pour agir il faut avoir un objet auquel s'applique l'activité de la force agissante, — là c'est l'aliment qui est cet objet, ici c'est le remède.

Et, s'il est vrai, ainsi que nous l'avons dit en définissant la vie, que vivre c'est agir et rien autre, il nous faut de toute nécessité, pour vivre, un objet d'activité en rapport avec nos besoins actuels.

Un objet d'activité est, pour la force vitale, un objet qui la fait agir, qui la stimule à l'action ; cela est clair.

Donc, c'est en stimulant notre force à l'action, en l'excitant, que de tels objets nous font vivre.

Ajoutons que ces objets nous étant nécessaires, les besoins qui les réclament doivent suffisamment les indiquer, les faire connaître.

Toutefois, le remède, n'ayant à porter son action que sur la force du vivant, pendant que l'aliment est, en outre, destiné à subir dans l'économie l'assimilation matérielle, il en résulte que celui-ci nous est plus indispensable dans la santé que le remède dans la maladie, de toute l'importance qui se rattache à la nutrition ; en sorte qu'il y aurait moins de dommage pour nous à être privés du remède dont nous aurions besoin, qu'à ne pouvoir user de l'aliment appelé par notre appétit.

Aussi la nature a-t-elle été ingénieuse à faire que nos instincts suffisent presque à nous indiquer l'aliment, pendant que, pour l'indication du remède, ils ne nous disent rien ou à peu près rien.

§ 4.

Avant de passer outre, nous devons montrer comment le parallèle, que nous venons de présenter entre l'action de l'aliment et celle du remède, n'est point une conception arbitraire, mais est fondé en raison.

D'abord, l'action du remède, sur quelque point qu'elle se produise dans l'économie vivante malade,

— si elle y ramène le bien-être de la santé,— l'action du remède est, sous ce rapport, en tant qu'influence purement dynamique, parfaitement comparable à l'action dynamique de l'aliment nous donnant le bien-être de l'appétit satisfait.

Mais ce qui rend ce parallèle inattaquable, c'est qu'en réalité l'estomac est le seul des grands organes qui soit accessible à l'ingestion des remèdes, et que, d'une autre part, se trouvant, comme centre et distributeur de la nutrition, en étroite alliance avec toutes les parties du corps, même les plus élémentaires, il est aisé, par son entremise, d'agir sympathiquement et par transmission d'impression sur quelque point de l'organisme que ce soit, pourvu que l'agent ingéré et soumis à son élaboration ait la propriété spéciale de porter son influence sur l'organe qu'on a en vue. Alors, on comprend que toute action de remède s'irradiant de l'estomac soit comparable, comme impression pure, à l'action dynamique de l'aliment s'en irradiant de même.

ARTICLE VI.

Les remèdes sont directs ou HOMŒOPATHIQUES, indirects ou ALLOPATHIQUES.

§ 1ᵉʳ.

Nos instincts ne nous indiquant point les remèdes, que devons-nous faire pour les découvrir?

Étant prouvé que ces derniers sont les objets pro-pres à satisfaire les besoins anormaux déterminés dans le vivant par les maladies, précisons d'abord les signes qui, dans un besoin quelconque, dont l'objet est bien connu, sont indicateurs de cet objet; après quoi, nous pourrons conclure, par induction, aux si-gnes indicateurs du remède dans une maladie ou be-soin morbide.

Nous vérifierons ensuite si les faits appuient cette induction.

Soit le besoin caractérisé par la sensation de la faim. — Nous observons que le signe indicateur de l'aliment, objet de ce besoin, est que cet aliment soit appétissant, *excitant de l'appétit;* en sorte que tout aliment possède la propriété spéciale d'agir sur l'or-gane du goût et sur l'estomac par une impression *semblable* à la sensation qui le sollicite.

Soit, en outre, le besoin caractérisé par la chaleur fébrile, besoin sollicitant l'objet qui peut l'apaiser. — Les malades se sentent brûlants. Les voit-on pour cela s'exposer au froid sec ou humide; et, s'ils le font, en retirent-ils quelque bien-être? Loin de là, ils le redoutent par instinct. Quand ils le bravent, la fièvre augmente. Pour s'en garantir, ils gardent le lit, s'enveloppent de couvertures, se couvrent la tête, cherchant ainsi une température supérieure à celle d'habitude. D'où il suit que le premier objet du be-soin, qui se rapporte à la chaleur fébrile, est, pour le malade, un haut degré de chaleur, — c'est-à-dire une cause ayant la propriété de faire éprouver à l'organisme vivant une sensation générale semblable à celle qui accompagne la fièvre.

Et, quel est encore, du point de vue de l'hygiène, le besoin d'un sujet échauffé par un violent exercice? Une forte chaleur, jusqu'au moment où le corps est redescendu, par degrés, à sa température normale, — en d'autres termes, une sensation semblable à celle que le sujet éprouve.

Et si l'on étudie le besoin spécial au corps vivant frappé de congélation, — on constate que celui-ci ne saurait être ramené à son état de chaleur régulière par la sensation d'une haute température, mais bien par celle de l'eau au degré de glace fondante, c'est-à-dire à la température où la congélation commence.

Il faut induire de ces faits, relativement aux signes indicateurs des remèdes dans les maladies :

Que les remèdes proprement dits ou directs doivent posséder la propriété de déterminer dans le vivant des sensations et un état semblables aux sensations et à l'état actuels du sujet malade.

Les remèdes dits homœopathiques ont tous été étudiés de ce point de vue, suivant le principe fécond découvert par Hahnemann : *Similia similibus curantur.*

Le nom de *remèdes directs* appartient donc à ces moyens de guérir.

§ 2.

En outre des remèdes directs ou homœopathiques, il en est d'autres très-employés en médecine qu'on peut appeler *indirects.*

Ils sont comparables à ces modifications indirectes qui fréquemment suffisent à dissiper la sensation de la faim : une simple impression de joie ou de peine, une frayeur, une nouvelle imprévue, un danger, une secousse violente, une chute, etc. ; un verre d'eau très-chaude, une tasse de café, de thé, un peu d'eau-de-vie ou d'autre liqueur forte, etc.

La faim calmée passagèrement par ces moyens ne peut, direz-vous, tarder à reparaître. Il est vrai ; et je ne prétends pas que de tels modificateurs soient vraiment de nature à la satisfaire. Mais, fût-elle apaisée ou satisfaite par des agents directs, en reparaît-elle moins pour cela ? Il est de l'essence d'un besoin de cette nature, à cause des matériaux de nutrition qu'exigent les corps vivants, d'avoir souvent à se renouveler.

Ce qui existe pour la faim, quant aux moyens indirects de l'apaiser, n'existe pas moins pour les maladies, quant aux moyens indirects de les guérir :

On voit souvent des maladies arrêtées et comme supprimées tout à coup par des émotions morales vives, par des commotions physiques, des accidents, etc. Je connais une personne qui vit cesser des douleurs céphaliques excessives, presque continuelles, pour s'être involontairement frappé la tête contre l'angle d'un meuble. Elle est restée plus de deux ans sans les éprouver de nouveau.

Et combien sont encore nombreux, indépendamment de ces modifications accidentelles, les remèdes indirects employés dans l'art de guérir. Ils se résument dans cet ensemble d'agents thérapeutiques dont l'école de Montpellier prétend déterminer et fixer rationnellement l'emploi par les *méthodes* de traitement qu'elle appelle *naturelle, analytique, empirique;* agents qui se résument en des saignées, des épispastiques de tous genres, des évacuants, des topiques calmants, émollients, etc.; des boissons délayantes, antiphlogistiques, etc.; des toniques, des excitants, des altérants, des fébrifuges, des stupéfiants, etc.

Et ne dites pas que de tels moyens sont directs, spéciaux. La manière dont on les emploie prouve le contraire : il n'en est pas un qui ne s'applique un peu à tout. On peut les comparer à des instruments qui, faute de mieux, faute de l'outil directement convenable pour chaque objet à exécuter, servent à tous les ouvrages.

La thérapeutique par les moyens indirects a pris le nom d'allopathie. C'est la thérapeutique ordinaire, commune, la médecine dite de l'ancienne école, médecine des moyens purement généraux.

ART. VII.

Un remède quelconque ne restaure la force vitale (ne guérit) qu'en l'attaquant
et l'obligeant ainsi à mettre en évidence, en action, toutes les ressources
d'énergie qu'elle possède pour vaincre l'état morbide.

§ 1er.

J'arrive à la constatation de la loi qui préside aux faits de guérison dus aux moyens directs ou *homœopathiques* et de celle qui préside aux faits du même genre produits par les moyens indirects ou *allopathiques*.

Y a-t-il deux lois ou n'y en a-t-il qu'une seule pour ces deux ordres de faits?

J'ai annoncé, en commençant ce travail, qu'une seule loi régissait tous les faits de guérison. Je vais le prouver.

Un remède, nous l'avons démontré, ne fait cesser une maladie qu'en stimulant notre force vitale à mettre en évidence et en activité une assez grande somme de la puissance disponible et cachée dont elle dispose, pour dissiper les désordres morbides et rétablir le bien-être.

Comment fait-il cela?

En attaquant cette force et l'obligeant à produire au dehors ses ressources d'action.

En effet, il résulte de considérations antécédentes

que toutes les causes sans exception, auxquelles le
vivant est ou peut être soumis, sont de nature destructive. Le remède agit donc par agression sur la force
de vie, quand il en excite la part disponible à l'activité. Cette dernière troublée dans son repos se réveille et, devenant active, résiste à l'attaque.

Or, une maladie est un état d'impuissance accidentelle par manque actuel d'activité assez vive,
assez énergique dans la force vitale. Le réveil de la
partie de cette force, qui se tient en repos habituel, et son passage rapide à l'action changent l'état
des choses : les moyens d'activité de la force totale
sont accrus, elle peut fonctionner hardiment et sortir
de son impuissance accidentelle. Elle le fait, et la
maladie s'évanouit.

Dire d'une maladie qu'elle est un état d'impuissance, par manque d'activité suffisante de la force
vitale, ce n'est pas dire qu'il y ait manque de mobilité, manque d'une certaine activité déréglée, tu-
multueuse, mais bien manque d'activité vraie, solide, stable, efficace, mode actif que le remède a pour
objet de susciter à la place de l'autre.

Tout remède est donc un agent d'agression pour
notre force disponible, lequel, en l'attaquant, l'oblige
à se défendre et à devenir active autant qu'il le faut
pour relever efficacement de son impuissance la force
active opprimée.

Telle est la loi qui peut expliquer tous les faits de

guérison, à quelque classe de moyens, directs ou indirects, qu'ils appartiennent.

§ 2.

Et d'abord, les guérisons dues aux *remèdes homœopathiques* sont régies par cette loi.

La caractéristique de ces remèdes étant qu'ils peuvent, tout comme l'aliment, provoquer dans l'économie vivante les signes apparents de besoins semblables à ceux qu'ils ont la propriété de satisfaire, leur effet sur le malade est analogue à celui de l'aliment sur l'homme en santé.

Or, l'aliment apaise les sensations de la faim ou de la soif, en les caressant, en excitant par ses qualités appétissantes les organes digestifs à le recevoir et à exercer sur lui leur activité.

Observons que souvent, trop surexcité par ces mêmes qualités appétissantes, l'estomac se surcharge d'aliments et en est fatigué.

L'action de l'aliment porte donc une atteinte à la vie de cet organe.

Si l'atteinte est aisément surmontable par l'activité de la vie, il y a satisfaction et bien-être.

Si elle ne l'est que difficilement, il y a, au contraire, malaise et souffrance.

Il en est de même de l'action des remèdes directs ou homœopathiques appliqués aux maladies.

Ceux-ci, en caressant, pour se faire accepter, les sensations ou symptômes qu'éprouve le corps vivant malade, disposent ce dernier à percevoir l'influence de leurs vertus spécifiques et à concentrer son activité sur cette influence.

Que celle-ci, reçue en excès dans l'organisme, y provoque trop d'excitation, elle aggravera la maladie, portant ainsi à la force vitale uue atteinte fâcheuse, un accroissement de souffrance.

Que, bien au contraire, loin d'excéder la mesure utile, cette influence ne produise sur la vie des organes qu'une atteinte facile à surmonter par leur activité vitale, — atteinte bienfaisante, — il y aura pour eux satisfaction intime et mieux-être, amendement ou guérison de la maladie.

Il est donc vrai que, — tout comme l'aliment soutient et restaure la vie et l'organisme sains, en les attaquant et en suscitant ainsi contre lui-même leur réaction et leur énergie d'assimilation vitale, — de même le remède homœopathique réhabilite et affermit les forces actives du vivant malade, en les attaquant; ce qui les oblige à développer contre sa propre atteinte des ressources de réaction assez puissantes pour la réduire à l'innocuité et s'en assimiler, s'en approprier l'action spécifique, au profit de la vie même.

Mais la maladie est pour la force vitale un manque présent d'activité solide et efficace. Les ressources de réaction qu'excite le remède ne peuvent, en conséquence, être fournies par la force active du vivant, que l'état morbide tient en défaut de puissance. Il faut donc que la force disponible lui apporte son aide.

C'est cette dernière que l'atteinte du remède vient émouvoir, la contraignant à sortir de sa manière d'être habituelle, le repos, pour se mettre en activité et prêter son concours à la force active opprimée et impuissante.

Donc les moyens de guérir directs ou homœopathiques, objets réels de satisfaction des besoins morbides, sont *des agents d'agression pour la force vitale disponible*. Leur action est donc soumise à la loi des guérisons déduite plus haut.

§ 5.

Cette loi régit également les guérisons dues aux remèdes indirects ou allopathiques, ce qui résulte des faits suivants :

1° Dans les guérisons déterminées par les émissions sanguines artificielles, l'atteinte dirigée contre la force vitale étant incontestable, une attaque aussi violente faite à la vie, que l'est une soustraction du fluide sanguin, ne peut — s'il est démontré que toute maladie est un état de faiblesse accidentelle de la force active, — une telle attaque ne peut être un bénéfice que pour mettre en péril la force disponible, et, par l'émotion que ce péril lui cause, la stimuler à se faire elle-même puissance active et réparatrice des désordres morbides.

2° L'effet des remèdes dits toniques est aussi dû à une atteinte que ces moyens portent à la force cachée ou disponible de la vie. La preuve en est dans leur peu de fidélité à réaliser l'action fortifiante qu'on se croit en droit de leur demander.

Il me souvient que M. Nichet, professeur d'accouchements à Lyon, citait un jour dans une de ses leçons, à l'École de médecine, le cas d'une accouchée qui, étant tombée rapidement, par suite d'hémorragie, dans une prostration de forces considérable, fut soumise à une médication tonique puissante. Les forces parurent d'abord se relever ; mais, au bout de quelques jours, lorsque tous les accidents qui pouvaient faire craindre une nouvelle hémorragie semblaient dissipés, la malade est emportée subitement par une perte de sang foudroyante.

M. le professeur ne savait s'expliquer un tel événement, après l'emploi énergique et continu des toniques, dans des conditions qui avaient paru assez efficaces, au début, pour dissiper la crainte de tout danger.

Je fus loin de partager son étonnement. Il me sembla qu'il devait en être des remèdes, quels qu'ils soient, comme des aliments : *Quand on en prend plus qu'il ne faut, ils ne relèvent pas les forces ; ils les ôtent.*

Telle est aussi la manière de voir du docteur Gastier :

« Considérez, dit-il en parlant des toniques, l'action de tels moyens comme destructive, et vous serez naturellement conduit à attribuer l'action tonique, dans tel cas, à ce que, la force destructive étant moindre, les forces peuvent efficacement lutter contre elle ; et l'action débilitante, dans tel autre, à ce que, la cause destructive étant accrue, ses effets deviennent plus manifestes sur le vivant, qui ne trouve plus alors, dans ses puissances de conservation, l'énergie de les combattre avec avantage. »

Cette explication est assez lumineuse pour qu'il n'y ait rien à ajouter.

Il faut en conclure : 1° qu'il n'est point de remèdes essentiellement toniques ; 2° que les bons effets de ces moyens, sagement administrés dans quelques maladies, procèdent de ce qu'en attaquant nos forces en réserve, ainsi que le font les autres moyens de guérir, ils obligent ces dernières à se mettre en évidence et en activité, et, en cet état nouveau, à réhabiliter l'économie.

5° Les remèdes dits sédatifs, calmants (c'est encore là un nom de pure convention), ne guérissent qu'en portant, de même, atteinte à la force disponible du vivant, pour qu'elle sorte de son repos et augmente la somme de l'activité vitale.

Quels sont, en effet, les cas où les moyens sédatifs paraissent indiqués? Ce sont ceux où la douleur est intense.

Or, qu'annonce une vive douleur, si ce n'est l'état d'oppression et de détresse de la force de vie?

Mais, là où existent l'oppression et la détresse des forces, il manque, pour en sortir, une activité vitale efficace et suffisante.

Donc, l'effet des moyens qui peuvent dissiper cet état de détresse doit aller surprendre, dans son asile mystérieux, la force disponible, l'attaquer et la contraindre de se mettre à l'œuvre.

4° L'action des rubéfiants, des vésicants, des caustiques, etc., est essentiellement la même que celle de tous les autres moyens : par ses vives atteintes, elle fait sortir les forces latentes de leur état de repos, et ramène ainsi l'activité vitale à un degré de résistance convenable.

La moutarde est assurément une puissance énergique de stimulation ; il en est de même des vésicatoires, des cautères, des sétons, etc.

Direz-vous que ces moyens agissent comme dérivatifs, attractifs, révulsifs, perturbateurs?

Supposons qu'ils ont une action dérivative. Celle-ci appelle sur un point de l'organisme ou les forces ou les humeurs.

Appelle-t-elle les forces : c'est qu'elle les remue par

son influence, les attaque et les provoque à une activité plus énergique et plus efficace, dont la guérison
du malade est la conséquence.

Appelle-t-elle les humeurs : évidemment un tel
afflux ne peut avoir lieu, sans déterminer vers le
point qui en est le siége un mouvement des forces.
Celles-ci ont donc éprouvé une impulsion, un ébranlement, une atteinte ; et, à proportion, s'est accrue
leur activité.

Il est clair que les mêmes moyens considérés comme
attractifs, révulsifs et, à plus forte raison, perturbateurs, se présentent dans des conditions identiques.

Je borne là mon examen des remèdes indirects,
parce qu'il est facile, d'après ce court exposé, de voir
que tous les genres de médication indirecte peuvent
être ramenés sous l'empire de notre loi des guérisons.

On objectera que, si tous les remèdes indirects
agissent suivant la même loi, il n'y a pas de choix à
en faire : on pourra employer indifféremment, lequel
qu'il soit de ces moyens, l'effet sera toujours le même.

Cela n'est pas. Tout moyen de guérir attaque assurément la force vitale ; mais chacun l'attaque à sa
manière : une saignée autrement qu'un vésicatoire,
qu'un vomitif, etc.

Les différences générales, qui distinguent les remèdes indirects les uns des autres, en varient les indications.

§ 4.

Il reste à étudier, par rapport à la même loi : 1° les guérisons purement naturelles ; 2° les guérisons qui ont lieu par le seul éloignement des causes d'aggravation et d'entretien des maladies ; 5° les guérisons par les moyens chirurgicaux ; 4° les guérisons par l'hydrothérapie.

1° Les guérisons purement naturelles sont, comme toutes les autres, dues à une atteinte portée au sein de la force vitale disponible ; et c'est la maladie même qui est l'agent de cette atteinte.

Elles procèdent, en effet, de l'état morbide s'usant contre la réaction vitale excitée par le dommage que la vie reçoit du mal lui-même.

Cette forme de guérison est comme le modèle, offert par la nature, des guérisons par les remèdes directs. Seulement, dans ces dernières, la force vitale est excitée, soutenue dans ses efforts par un aide efficace : le remède ; — tandis que, dans les guérisons purement naturelles, elle fait seule tous les frais de la cure.

2° Les guérisons par le seul éloignement des causes

d'aggravation et d'entretien de l'état morbide ne diffèrent pas des guérisons purement naturelles.

Nulle guérison, en effet, naturelle ou autre, ne peut s'accomplir, la cause du mal persistant.

L'éloignement de cette dernière est donc une condition indispensable dans toute maladie, soit qu'on abandonne celle-ci aux seules ressources de la nature, soit qu'on la combatte par une médication.

Mais, si, la cause étant éloignée, on livre la maladie à elle-même et qu'elle guérisse, il est bien évident que la guérison, qu'on veut attribuer à l'éloignement de la cause morbifique, n'est pas autre chose qu'une guérison naturelle.

3° Les guérisons par les moyens chirurgicaux s'offrent sous deux aspects.

En premier lieu, ce sont des guérisons par soustraction des causes d'aggravation ou d'entretien du mal. — Ainsi, là où, par suite de nécrose, il existe un fragment d'os considérable dont il est absolument nécessaire de débarrasser le sujet pour amener sa guérison, il est aisé de se rendre compte que ce fragment, devenu corps étranger, agit comme tel, et, d'effet qu'il a été d'une maladie grave, se conduit en cause qui aide à continuer cette dernière et en accroît les périls.

En second lieu, il y a dans les moyens chirurgicaux, en outre de l'emploi qu'on en fait pour opérer le retranchement d'entraves à la guérison du sujet, une influence indirecte considérable, dont l'effet manifeste est de secouer violemment l'économie, et, par conséquent, de réveiller les forces vitales curatives par une atteinte énergique.

4° Les guérisons par l'hydrothérapie me semblent, de tous points, comparables aux guérisons par les moyens chirurgicaux.

D'abord, l'hydrothérapie est incontestablement une médication à secousses puissantes en intensité.

Ensuite, un tel lavage du corps vivant, pénétrant partout dans les tissus et dans les organes, et aboutissant à une diaphorèse excessive, ne peut manquer de débarrasser l'organisme de matières devenues corps étrangers et gênant le jeu des fonctions.

CONCLUSION.

Donc, en définitive, toute guérison, par quelques moyens, soit directs ou homœopathiques, soit indirects ou allopathiques, qu'elle se produise, vient toujours d'une agression portée au sein de nos forces par le remède ou le moyen employé, agression qui excite ces forces à une activité assez énergique pour dissiper l'état morbide existant.

Donc, il est vrai qu'en médecine une seule loi régit la guérison des maladies : il n'y a qu'une seule loi thérapeutique.

La thèse posée dans la première partie de ce travail est donc prouvée.

DEUXIÈME PARTIE.

SUPÉRIORITÉ DES MOYENS DE GUÉRIR HOMŒOPATHIQUES SUR
LES AUTRES, C'EST-A-DIRE ALLOPATHIQUES.

Les preuves de cette proposition se déduisent des considérations suivantes :

PREMIÈRE DIVISION.

Art. 1ᵉʳ. Les moyens de guérir allopathiques ne correspondent pas directement aux besoins de la maladie, ne peuvent les satisfaire.

Art. 2. Ces moyens sont mal étudiés, et, en outre, employés au hasard, sans règle, sans mesure, sans méthode.

Art. 3. Ils sont dangereux.

Art. 4. Que, si l'école allopathique peut se vanter de ses grands médecins de toutes les époques, cela même tourne à son désavantage.

DEUXIÈME DIVISION.

Art. 1ᵉʳ. Les remèdes homœopathiques possèdent

seuls la propriété de satisfaire les besoins de la maladie.

Art. 2. Ces remèdes sont étudiés d'après une règle certaine, connus dans tout ce qui touche à l'emploi qu'on en fait, administrés aux malades suivant une méthode exacte et uniforme.

Art. 3. Ils ne présentent nul danger dans la pratique médicale.

Art. 4. Que, si la connaissance et l'emploi réguliers, la méthode d'administration des remèdes homœopathiques sont une innovation en médecine, le principe même en est aussi ancien que le monde, et l'on trouve des traces de guérisons qui n'ont d'explication que là jusqu'au berceau de la science médicale.

PREMIÈRE DIVISION.

ARTICLE PREMIER.

Les moyens de guérir allopathiques ne correspondent pas directement aux besoins de la maladie, ne peuvent les satisfaire.

L'action de tels moyens est indirecte. Elle peut troubler la vie dans les besoins morbides qui assiégent cette dernière, l'en distraire, l'en détourner, s'ils n'ont de profondes racines; mais donner à ceux-ci l'objet vrai de satisfaction qu'ils réclament, l'objet qui les calme, qui les émousse par la satiété, elle ne le saurait.

N'est-il pas établi que la satisfaction de tout besoin est dans l'objet qui le flatte, le caresse, l'excite doucement jusqu'à la satiété?

Mais, évidemment, une saignée, quelles que soient les circonstances où on l'emploie, n'agit pas en caressant le besoin morbide; elle y fait diversion par une perturbation plus ou moins forte, par une perte réelle apportée dans la substance matérielle vivante : voilà tout.

Un vomitif, un purgatif, administrés même dans l'état saburral, l'un de l'estomac, l'autre de l'intestin, n'ont pareillement rien dans leur manière d'agir pour flatter le besoin morbide : ils n'agissent pas sur ce besoin, mais sur les saburres qui en sont le produit, c'est-à-dire en troublant cette production, au lieu de saturer le besoin qu'elle indique par l'objet qu'il réclame.

L'effet des sinapismes, des cautères et autres épispastiques, n'est point également dans le sens du besoin morbide. Loin de flatter ce dernier par la possession de son objet, il attire ailleurs, si l'on peut dire ainsi, l'attention vitale, faisant oublier en quelque sorte à la vie la primitive sensation, faute de pouvoir la satisfaire.

Les remèdes dits toniques, réconfortants, à en juger par le nom qu'on leur donne et l'action qu'on leur suppose, ne correspondent pas mieux au besoin

morbide dans lequel on en fait usage : l'affaiblissement général des forces physiques. Au lieu d'épuiser,
de tarir cette faiblesse par l'objet même (objet direct
et stimulant) du besoin qu'elle représente, on épuise
et on tarit bien souvent les forces par une stimulation
indirecte, étrangère et considérable, distrayant le sujet de son besoin réel.

Les moyens dits sédatifs, stupéfiants, etc., engour-
dissent, annulent, momentanément et palliativement,
notre aptitude vitale à sentir nos besoins morbides :
comment pourraient-ils les satisfaire?

Ainsi de tous les autres moyens de guérir allopathiques : ils ne donnent pas satisfaction aux besoins
de la vie malade.

Occupant d'autre chose notre force vitale, ils peuvent, si le mal n'est tenace, nous en divertir suffisamment pour que, cessant de nous impressionner,
il s'use de lui-même et disparaisse.

Que si, au contraire, la maladie a de profondes
racines, en vain on tentera d'y faire diversion par les
moyens allopathiques : il n'y aura fréquemment d'autre effet qu'une fàcheuse déperdition de forces sans
bénéfice ; le besoin morbide persistera.

Tel, dans l'ordre moral, est l'état opposé de deux
hommes, dont l'un, inconstant, léger, peut aisément
être distrait par d'autres plaisirs de la personne qu'il
aime, et ne tarde pas à l'oublier, — et dont l'autre, à
sentiments énergiques, profonds et vivaces, ne s'éloi-

gne de la personne aimée qu'avec déchirement, et ne peut en distraire son cœur : à la pensée qui l'occupe s'ajoute la douleur incessante de la séparation.

ARTICLE II.

Les moyens de guérir allopathiques sont mal étudiés et, en outre, employés au hasard, sans règle, sans mesure, sans méthode.

Constatons d'abord que, de l'aveu des hommes les plus versés dans la science médicale, la thérapeutique n'a fait aucun progrès depuis Hippocrate.

Bichat en parle en ces termes dans les considérations qui précèdent son *Anatomie générale* :

« Incohérent assemblage d'opinions elles-mêmes incohérentes, la matière médicale est peut-être, de toutes les sciences physiologiques, celle où se peignent le mieux les travers de l'esprit humain. Que dis-je? ce n'est point une science pour un esprit méthodique : c'est un ensemble informe d'idées inexactes, d'observations souvent puériles, de moyens illusoires, de formules aussi bizarrement conçues que fastidieusement assemblées. On dit que la pratique de la médecine est rebutante; je dis plus : elle n'est pas, sous certains rapports, celle d'un homme raisonnable, quand on en puise les principes dans la plupart de nos matières médicales.. »

Avant Bichat, un autre grand génie, Stahl, taxait

de fausseté et d'absurdité la thérapeutique allopathique ; et, lorsque M. Récamier, au terme de sa carrière médicale, après avoir usé si largement, pendant sa longue pratique, de tout l'arsenal allopathique, vient nier la puissance massive des médicaments, admise jusque-là par tous et par lui-même, et publier dans le *Journal des Connaissances médico-chirurgicales*, numéro du 16 janvier 1851, que c'est aux principes impondérables seuls que chaque médicament doit sa façon d'agir, sa puissance, son efficacité, chaque médicament étant un conducteur spécial des principes impondérables ; — que les principes impondérables sont les seuls agents véritablement modificateurs, et que les milliers de corps pondérables qui forment notre richesse pharmaceutique ne sont que des milliers de supports, que des véhicules divers des principes impondérables, — n'est-il pas bien évident que la matière médicale et la thérapeutique allopathiques n'ont point encore de bases positives, d'assise stable, même parmi les chefs de la science les plus réputés ?

Voici encore en quels termes un professeur d'anatomie de l'une de nos écoles secondaires de médecine en parlait à ses élèves, en novembre 1851, à l'ouverture de son cours :

« Je vous avoue franchement et avec peine que « notre médecine actuelle, notre thérapeutique enfin, « n'offre rien de stable et de certain. Depuis deux

« mille ans, elle n'a fait aucun pas, aucun mouve-
« ment; elle n'est pas même à l'état d'embryon, car
« elle ne contient aucun germe de vie; et, tant qu'une
« nouvelle thérapeutique, basée sur d'autres fonde-
« ments ou d'autres considérations, ne l'aura pas
« remplacée, elle restera enfouie dans les langes. »

Ajoutons que, si l'on ouvre les œuvres de Bordeu,
— cette grande lumière médicale que se disputent les
écoles,— partout il nous fait assister à la confusion et
à l'absurdité des idées thérapeutiques prêchées et
mises en pratique par les habiles de la science. Médecin naturiste avant tout, on le voit sourire doucement de ce pêle-mêle, de ce chaos, qu'il s'efforce de
déblayer. Mais, depuis ce grand médecin, y a-t-il eu
moins de confusion, moins d'obscurités, moins de
contradictions dans les règles de la thérapeutique?
Hélas! non...

Je n'exagère donc point, d'après ces autorités, en
déclarant que l'allopathie n'a fait aucun progrès depuis les temps primitifs de la médecine.

Le domaine des connaissances anatomiques et physiologiques a pu s'agrandir; le scalpel à la main, on
a su déterminer dans leurs moindres détails les désordres organiques appréciables des maladies; toutes
les sciences, l'histoire naturelle, la physique, la mécanique et même les mathématiques, ont apporté leur
contingent dans cette étude. Le médecin sait presque
tout en fait de science humaine : il n'y a que dans

son art, dans l'art de guérir, que ses vastes connaissances lui font défaut.

Sans nous arrêter à tout ce qu'ont imaginé les anciens, depuis Dioscoride, en théories destructives les unes des autres, pour reconnaître les vertus des substances médicinales, — ceux-ci divisant les remèdes en sudorifiques, diurétiques, dissolvants, laxatifs, etc.; ceux-là déduisant les qualités générales des substances de leur forme et de leur couleur; d'autres demandant au goût et à l'odorat, d'autres à la chimie, de leur apprendre les propriétés des agents thérapeutiques, — nous arrivons tout de suite à l'une des classifications, aujourd'hui admises, des remèdes allopathiques, laquelle résume à peu près dans un même assemblage les doctrines thérapeutiques de toutes les époques.

J'extrais cette classification de la quatrième édition du *Formulaire des médecins-praticiens*, publiée en 1844 par le docteur Foy.

On y distingue quatre classes de remèdes : les toniques, les débilitants, les calmants, les spécifiques.

La classe des toniques se divise en toniques proprement dits, en astringents, en stimulants généraux, spéciaux, irritants.

La classe des débilitants se divise en moyens hygiéniques (bains, repos), diététiques (diète, régime), chirurgicaux (émissions sanguines), et en agents pharmaceutiques.

Ceux-ci se sous-divisent en tempérants, émollients, contro-stimulants.

La classe des calmants se divise, selon la dose, en anodins, narcotiques, hypnotiques.

La classe des spécifiques se divise en antipsoriques, antisyphilitiques, fébrifuges ou antipériodiques, antiscrofuleux, vermifuges, spécifiques des empoisonnements, des morsures d'animaux, des piqûres d'insectes, spécifique de la variole.

Les remèdes viennent par milliers s'inscrire dans ce cadre de pure convention, et y recevoir des noms indiquant des qualités contestables.

Se croirait-on en droit de prétendre que les propriétés des remèdes, étudiées et reconnues par les anciens médecins au lit du malade, ont acquis, à travers les siècles, par une expérimentation incessamment renouvelée, un degré de certitude inattaquable?

Cette prétention tombe d'elle-même devant la difficulté de constater sur le malade la puissance réelle et positive des remèdes, — n'étant pas possible de discerner avec une exacte précision les phénomènes dus à ces derniers d'avec ceux dus à la maladie. On ne peut, à cet égard, recueillir que des à peu près extrêmement variables, vagues, incertains. Aussi n'avons-nous aujourd'hui rien de mieux défini qu'autrefois sur les qualités des remèdes, et les grands médecins de tous les temps se sont toujours montrés effrayés de la pauvreté ou de l'inanité de la thérapeutique, malgré l'immense répertoire de remèdes qu'ils avaient sous les yeux.

Et, d'ailleurs, pour que l'expérimentation des remèdes au lit du malade eût des résultats réels et importants, il faudrait que le procédé en fût uniforme. Au lieu de cela, chaque médecin adopte un système à lui propre d'expérimentation; d'où il suit que les choses affirmées par les uns sont niées par les autres, et que la matière médicale, surchargée de moyens, n'en offre point de convenablement étudiés.

Mais encore quel en est l'emploi dans la pratique? Y a-t-il là une règle fixe et précise?

Aucunement. Le peu de connaissance qu'on a des remèdes allopathiques se complique, en outre, du mode absolument arbitraire de leur emploi.

Il semble que plus les données sur les propriétés de chaque moyen de guérir sont imparfaites, plus on devrait apporter de prudence, de soins, d'exactitude, dans le choix et l'administration qu'on en fait.

Loin de là, non-seulement on ne garde pas un scrupule religieux dans cette distinction à faire d'un remède d'avec les autres, prenant plus ou moins indifféremment, parmi les toniques, tel astringent, tel irritant, etc.; parmi les débilitants, tel tempérant, tel émollient, etc.; parmi les calmants, tel narcotique, etc.; parmi les spécifiques, tel antipsorique, tel fébrifuge, etc., à la place de tel autre, soit astringent, soit tempérant, soit antipsorique, etc., etc.; — mais aussi on emploie simultanément ou l'on mélange ensemble deux, trois et même dix remèdes, le plus souvent étrangers d'ordres et de classes, et l'on soumet à ce tout informe l'économie malade, donnant à chacun des éléments qui le composent la mission singulière d'aller détruire tel élément morbide, existant ou non, dont on fait une partie constituante de la maladie..... Absurdité, qui prête aux remèdes le discernement dont manque le médecin, et suppose que tant d'agents ainsi confondus ne se neutralisent point les uns les autres et conservent toute la pureté de leurs vertus spéciales !...

Si du moins on avait un mode toujours égal d'emploi simultané des mêmes moyens ou de mélange des substances médicinales, dans les cas identiques de maladies, et que la même formule revînt chaque fois qu'une même forme de mal apparaît !

Mais, non ! autant de médecins, autant de formules. Chacun n'a pour cela d'autre règle, je ne dirai pas que son jugement, mais que son caractère. Est-il hardi, entreprenant ? il choisit les remèdes les plus violents et en associe l'emploi ou les mélange à des doses énormes. Est-il timide, craintif ? ses formules se bornent à quelques moyens innocents, destinés à calmer l'esprit du malade et à laisser la nature agir toute seule, — pratique du moins irrépréhensible.

Ce qui est plus étrange encore, c'est qu'en accu-

mulant ainsi les remèdes, on se croit en droit d'attribuer, le plus souvent, la guérison du malade non à
l'ensemble des moyens employés, mais à un seul
qu'on prétend être la base de la formule, ne considérant tous les autres que comme adjuvants, ou correc-
tifs, ou excipients.

J'extrais quelques-uns des faits cités par Hahnemann, à ce sujet, dans ses prolégomènes à la matière
médicale pure :

« Une suppuration des poumons fut guérie, dit-on,
« par le fenouil aquatique (*Journal de Hufeland*, 1813,
« août). Mais il résulte de l'observation même que le
« pas-d'âne, le sénéga et le lichen d'Islande avaient
« été simultanément employés. De quel droit donc le
« rédacteur, s'écrie-t-il, en terminant, qu'il est per-
« suadé que le malade a dû sa guérison au fenouil
« aquatique seul?

« Une épilepsie fut guérie en quatorze mois par la
« valériane (*ibid.*, 1815, février). Le malade ne prit
« rien autre, si ce n'est de l'huile de tartre par défail-
« lance, de la teinture de coloquinte et des bains de
« calamus, de menthe et autres substances aromati-
« tiques. Est-ce que tout cet accessoire doit compter
« pour rien?

« Une aliénation mentale (*ibid.*, 1814, janvier) fut
« guérie uniquement par l'eau froide bue en abon-
« dance; mais, afin que l'effet de l'eau froide fût
« troublé au point de n'être plus reconnaissable, on

« administra sagement l'infusion de valériane avec la
« teinture de quinquina de Whytt.

« Un tétanos céda, dit-on, à de simples affusions
« d'eau froide (*ibid.*, 1814). Il est vrai, ajoute l'au-
« teur, qu'on donna aussi de l'opium ; mais, comme
« le malade lui-même attribua la guérison aux seules
« affusions, on ne peut pas élever de doutes à cet
« égard. C'est là ce qui s'appelle puiser à une source
« bien pure pour établir la vertu des médicaments ! »

Je borne là ces citations.

On retrouve cette même manie d'associer l'emploi
de plusieurs remèdes et de mélanger les substances
médicinales dans toutes les observations de clinique
allopathique, et, dans presque toutes, le médecin laisse
au moins entrevoir, quand il ne l'affirme positivement,
que, dans sa pensée, un seul remède a l'honneur de la
guérison ou de l'amélioration.

En vain l'école de Montpellier réclamera pour ses
méthodes thérapeutiques, prétendant soit aider les
actes de la nature dans les guérisons, par sa méthode
naturelle, — soit vaincre le mal en détail, en attaquant
les principaux symptômes, chacun séparément, — soit,
enfin, combattre l'état morbide par des moyens dont
l'expérience seule a pu faire connaître la puissance
curative en des cas donnés : notre démonstration n'en
reste pas moins solidement et inébranlablement assise.

Est-ce qu'on apporte plus d'étude et de connaissance, à Montpellier qu'ailleurs, pour le choix de tel

astringent, tel antispasmodique, tel tempérant. etc.?
Non.

Est-ce que l'emploi des drogues mélangées arbitrairement y est condamné? Non.

Est-ce que l'administration simultanée de moyens
divers y est proscrite? Non.

Est-ce que l'on y est plus réservé pour attribuer la
guérison à un seul remède, quand on a fait usage de
plusieurs? Non, encore.

Que l'on est loin de ce précepte d'Hippocrate : « On
« ne doit point dénaturer les remèdes, mais les ad-
« ministrer avec leurs vertus naturelles ! »

Donc, ici, là et partout, remèdes mal connus et
employés arbitrairement, au hasard, sans règle, sans
mesure, sans méthode, telle est la conclusion de cet
article.

Il est à propos de citer, comme confirmation de
cette conclusion, quelques lignes extraites des œuvres
de Bordeu.

« Un médecin disait à un de ses confrères qu'il
avait changé de pratique quatre ou cinq fois en sa vie.
« Et moi de méthode, » répondit l'autre.

« Goazet, médecin de Toulouse, fit un discours public dans lequel il avança « que, dans les maladies
« ordinaires, les garde-malades en savaient autant
« que les médecins, et que, dans les extraordinaires,
« les médecins n'en savaient pas plus que les garde-
« malades. »

« J'ai ouï Didier, professeur de Montpellier, disant
à plusieurs médecins, dont j'étais du nombre « qu'il
« travaillait à un ouvrage, dans lequel il voulait faire
« l'aveu et une sorte d'amende honorable de toutes les
« fautes qu'il avait faites en médecine. »

« Stahl fut si convaincu de l'inutilité des drogues...
qu'il parvint dans sa vieillesse au point de n'ordonner,
pour toutes sortes d'incommodités et de malaises, que
quelques grains de sel marin. »

ARTICLE III.

Les remèdes allopathiques sont dangereux.

Cette vérité se déduit suffisamment des considérations ci-dessus, suivant lesquelles, d'une part, les remèdes allopathiques ne peuvent satisfaire nos besoins dans la maladie ; de l'autre, la connaissance de
ces remèdes est très-imparfaite, et l'emploi qu'on en
fait arbitraire et sans mesure.

Mais, prenant ces moyens dans ce que leur administration peut offrir de plus simple et de plus rationnel, il nous est facile de faire voir que, même avec
cette condition, ils ne sont pas sans danger.

— Un sujet est atteint d'un embarras gastrique. Vous
ordonnez un vomitif simple, l'ipécacuanha ou le tartre
émétique. Celui-ci, troublant l'état anormal de l'estomac par un soulèvement violent qu'il y provoque, peut

suffire à dissiper la maladie, dans les cas peu graves.

Mais que cet effet n'ait pas lieu, il en résulte pour le malade tout le surcroît de mal dû à une perte considérable et inutile de forces, et, par conséquent, moins de résistance au mal primitif : il y a aggravation.

Et, si le sujet ne succombe pas à la maladie gastrique, de bénigne devenue grave, de simple devenue compliquée, il la verra prendre la forme chronique, et il dira *ma gastrite,* comme il parlerait d'un état passé désormais dans sa manière d'être.

Il est sans nul doute que la plupart des maux chroniques de l'estomac et de l'intestin ont leurs causes dans les atteintes funestes qu'ont subies ces organes de vomitifs et de purgatifs inopportunément administrés.

— Une fièvre inflammatoire, ayant toutes les apparences d'être franche, se déclare chez un sujet de tempérament sanguin.

L'indication d'une émission sanguine paraît évidente.

Celle-ci, employée, pourra, dans certains cas, par une secousse favorable portée dans l'état des forces, développer une réaction utile et curative.

Mais combien de fois, malgré une, deux, trois, que dirai-je? dix saignées, la maladie persiste et va toujours croissant!

En cette occurrence, qu'auront fait les saignées? Elles auront fatalement bouleversé, anéanti la réaction vitale; il ne reste au malade qu'à succomber sous le faix d'un mal que la destruction de toutes les ressources de résistance a rendu vainqueur.

— Il est des médecins qui prétendent faire avorter les pleuro-pneumonies, à leur début, par l'application de larges vésicatoires sur les côtés du thorax.

Ce moyen violent produit quelquefois dans l'organisme une perturbation qui éveille assez de force active pour supprimer hâtivement l'état morbide.

Mais, que ce résultat manque, la fièvre deviendra terrible et le mal des plus graves, si même il n'est mortel.

— Vous souffrez d'une névralgie?

On vous soumet, pour la combattre, à l'emploi des calmants.

Si la névralgie est accidentelle et qu'aucune cause n'entretienne en vous un état exagéré de sensibilité nerveuse, l'engourdissement dont ce mode de traitement frappe l'innervation pourra agir suffisamment sur la force vitale pour que celle-ci, réagissant contre cet état nouveau devenu prédominant, se débarrasse en même temps de l'état névralgique.

Si, au contraire, la guérison ne succède rapidement à cette médication, on sait que le mal prend alors plus d'intensité, jette de profondes racines et fait le désespoir des médecins; que la sensibilité du système nerveux s'accroît de plus en plus, à mesure qu'on multiplie les moyens de l'endormir; que la vie s'appauvrit; que l'âme perd son énergie morale; qu'en un mot la maladie s'aggrave et s'établit, en quelque sorte, à demeure fixe dans le sujet.

— Un malade est dans un état d'extrême faiblesse, par suite d'hémorragie ou de tout autre cause débilitante.

Les toniques pourront souvent avoir de bons effets pour restaurer les forces.

Mais, souvent aussi, surtout employés avec excès, ils achèveront d'user ces dernières, loin de les relever. Témoin le fait, plus haut cité, de la pratique de M. Nichet, professeur d'accouchements à Lyon.

— Dans les états de pléthore, avec tendance apoplectique, l'usage constant est de soumettre les sujets à des émissions sanguines fréquentes, souvent même périodiques.

Nul médecin n'ignore qu'il en résulte pour les individus, avec une excitation du sang de plus en plus renouvelée, un affaiblissement radical des forces qui s'accroît à proportion de la répétition des saignées et finit par acquérir des dimensions irrémédiables.

— La syncope cède parfois très-rapidement si l'on fait respirer au malade de l'esprit de corne de cerf (ammoniaque liquide).

Mais ne sait-on pas que, parfois aussi, pour l'avoir fait respirer avec excès, la mort s'en est suivie?

Cela peut suffire pour montrer victorieusement que les moyens allopathiques sont dangereux.

ARTICLE IV.

Que si l'école allopathique peut se vanter de ses grands médecins de toutes
les époques, cela tourne même à son désavantage.

Avons-nous voulu dire que les moyens de guérir
allopathiques ne rendent point de services dans les
maladies, entre les mains des médecins d'élite?

Gardons-nous d'être injuste.

Si l'allopathie ne possède pas les vrais remèdes, les
remèdes directs ; si elle n'a point de règle générale et
sûre pour l'étude et l'emploi de ceux qui remplissent
ses cadres thérapeutiques ; si, par suite de la quantité
des doses ou de la violence des moyens, conséquence
même de la médication indirecte, elle n'est pas sans
danger dans la pratique et peut susciter des désordres quelquefois graves dans les constitutions très-
altérées, frêles, peu résistantes, il ne s'ensuit pas
qu'elle n'ait eu, dans tous les temps, et n'ait encore
des adeptes distingués par la science, le coup d'œil,
le tact médical, et par la perspicacité dans le choix et
l'administration des remèdes qui, indirects qu'ils sont,
semblent se comporter, entre leurs mains, comme
s'ils étaient directs.

Combien de tels hommes ont laissé dans chacune
de nos provinces des souvenirs précieux aux populations, par les bienfaits que leur pratique médi-

cale prudente et attentive a repandus autour d'eux !

A d'autres, s'ils en ont le courage, nous laissons la hardiesse et la témérité de prétendre abaisser tant d'illustres chefs de la science qui, depuis Hippocrate, ont étudié, exercé, enseigné l'art de guérir :

Thessalus et Draco, fils de l'immortel vieillard, médecins très-renommés.

Dexippe de Cos, son disciple, qui ne consentit à traiter les enfants du roi de Carie qu'après avoir exigé de lui et obtenu la paix en faveur de sa patrie, à laquelle ce roi faisait la guerre.

Acron, fameux médecin d'Agrigente, compatriote d'Empédocle et presque contemporain de Thalès et de Pithagore, et propagateur de l'empirisme chez les Grecs.

Érasistrate et Hérophile, dont les découvertes anatomiques donnèrent un si haut lustre à la médecine.

Sérapion, qui en appelait toujours à l'expérience.

Héraclide le Tarentin, duquel on rapporte qu'il ne parlait jamais contre la vérité et ne donnait pour certain que ce qu'il avait expérimenté lui-même.

Asclépiade, homme vertueux et de puissant génie, créateur d'une médecine nouvelle qu'il introduisit à Rome, avec un succès extraordinaire, alors que nul autre médecin, avant lui, n'avait pu librement y exercer son art.

Celse, citoyen romain, savant commentateur des

systèmes dogmatique et empirique, et semblant pencher vers le premier.

Andromaque, médecin de Néron, inventeur de la thériaque.

Archigène, chef des médecins éclectiques et distingué dans la connaissance du pouls ; il exerça la médecine à Rome avec beaucoup d'éclat.

Arétée, de Capadoce, de la secte des pneumatiques, si instruit dans toutes les parties de l'art. Il eut un goût excessif pour la saignée. On lui doit le premier traité *ex professo* des maladies chroniques.

Galien, ce roi de la science qui parut au deuxième siècle, aussi grand peut-être qu'Hippocrate et Aristote, qu'il avait pris pour patrons, loué par saint Jérôme et saint Grégoire de Nice, qui lui assurèrent les suffrages des chrétiens ; un des plus grands hommes qui aient paru dans le monde, et aussi heureux que grand.

Paul d'OEgine, Oribaze, Trallien, Aétius, premiers successeurs et commentateurs de Galien, et qu'on nomma princes de la médecine.

Charmis, né à Marseille. Il mit en vogue à Rome l'usage des bains froids.

Marcel l'Empirique, né à Bordeaux. On a de lui un corps complet de médecine, donnant une idée de la manière dont celle-ci se faisait dans les Gaules vers le quatrième siècle de l'Église.

Ausone, né à Bazas, qui vécut dans le même siècle,

pratiqua avec une grande célébrité la médecine à Bordeaux. Sans ambition, sans fortune, modeste et simple, malgré les hautes charges publiques dont il fut honoré, il mourut à quatre-vingt-dix ans, exempt des misères de la vieillesse.

Avicenne et Averrhoës, illustres rivaux, propagateurs de la médecine des Arabes, mélange des opinions de Galien, d'Aristote et de quelques grands médecins de cette nation.

« Fernel, qui parut comme l'éclair perçant les nuages et s'éleva jusqu'aux cieux. Jamais orateur si éloquent n'orna nos chaires ; jamais génie si aisé et si agréable ne traita notre médecine. Il eut un ennemi implacable, et mourut trop tôt pour le complément de sa gloire et l'avancement de la médecine. » (Bordeu.)

Duret, l'une des gloires incomparables de l'école de Paris.

Baillou, qui a fait grand honneur à la même école.

Paracelse, homme extraordinaire, génie au-dessus de ses contemporains, « homme de feu, dit Bordeu, sous la main duquel le corps vivant devint une manière de volcan. » Il fit brûler devant un nombreux auditoire les œuvres de Galien et d'Avicenne. Il créa une doctrine nouvelle en dehors des idées reçues. Comparant la santé physique à la santé morale, il enseigna que le corps aussi doit avoir sa religion et sa vertu ; qu'il faut substituer dans toute l'organisation animale l'élément céleste à l'élément terrestre, et spiritualiser la chair pour la rendre saine. Il admet une âme du corps, matérielle, mais subtile, servant d'intermédiaire à la chair et à l'esprit.

Van-Helmont, esprit sagace, bouillant et fécond, que les médecins philosophes peuvent mettre à leur tête, ennemi de la doctrine des crises dans les maladies, vainqueur de l'ancienne école, et, comme Paracelse, créateur d'une école nouvelle. « Il considérait l'estomac comme un organe vivant d'une vie à lui propre, lequel, de même qu'un animal, goûte, flaire et a divers appétits ainsi que des dégoûts... Sans lui, la médecine était perdue. » (Bordeu.)

Dulaurens, médecin de Henri IV, lequel a donné le traité le plus complet et le mieux fait sur les crises.

Joubert, médecin du seizième siècle, appartenant à l'école de Montpellier, auteur d'un excellent ouvrage intitulé *Erreurs populaires*.

Rivière, l'un des plus grands hommes de la science, et qui mérita le nom de *Rivière de santé*.

Barbeyrac, dont Chirac se glorifiait d'être le disciple. L'école de Montpellier prétend que ces deux grands génies se disputent le titre d'Hippocrate français. « L'école de Paris n'eut point d'égal à opposer à Barbeyrac. Il est regardé par Chatelain comme le premier auteur de tout ce que Sydenham a publié de mieux. » (Bordeu.)

Sydenham, dont l'heureux génie sut le sauver des

écarts de ses contemporains. On connaît la retenue et la modération de ce grand médecin, aussi bien que son penchant pour l'expectation, surtout dans les commencements des épidémies.

« Baglivi, médecin de grande réputation en Italie, légitime disciple d'Hippocrate et de Duret, plus grand, à bien des égards, que Sidenham et Barbeyrac, à peu près ses contemporains. » (Bordeu.)

Stahl, l'illustre Danois, un des plus grands génies qu'ait eus la médecine. Il était convaincu de l'inanité et du danger des drogues et de la puissance de la seule nature pour vaincre les maladies. Chef de la secte des médecins animistes, il attribue à l'âme spirituelle et raisonnable tous les phénomènes du corps vivant.

Boerhaave, médecin dogmatique, réformateur d'immense réputation, dont le nom fut connu dans le monde entier. Il considéra le corps humain comme une machine compliquée où les solides et les fluides obéissent aux seules lois de la physique, de la chimie et de l'hydraulique. Pour lui, la cause des maladies est dans les acrimonies auxquelles nos humeurs sont sujettes, pouvant s'aigrir, se rancir, devenir alcalines, nidoreuses, etc. Et la guérison s'en opère en corrigeant ces dernières, en enlevant les embarras que leur épaississement produit dans les vaisseaux, etc.

Haller, médecin philosophe de grande distinction, qui prit l'irritabilité des parties du corps vivant pour principe général et la mit à la place de la sensibilité, dont l'école de Montpellier avait elle-même fait un principe général.

Van Swieten, qui traita des crises dans les maladies, en médecin savant et en praticien de haute expérience.

« Chirac, fameux dogmatiste, l'un des hommes qui ont le plus combattu le système des anciens. Il ne parle que d'engorgements des vaisseaux, de liberté de la circulation. Après avoir attaqué violemment la doctrine des jours critiques, il est forcé d'y revenir et de confesser que le septième, le quatorzième, le vingt et unième, sont ordinairement heureux ; que le sixième l'est moins que le septième ; que le onzième et le quatorzième se suivent de près. » (Bordeu.)

Fizes et Chicoineau, deux illustres de l'école de Montpellier. Ce dernier fut l'élève, le gendre et le successeur de Chirac.

Brown, médecin philosophe, dont la théorie sur l'incitabilité organique, qui le conduit à rapporter toutes les maladies à deux classes, celles par excès d'incitation (maladies sthéniques) et celles par défaut d'incitation (maladies asthéniques), a régné un moment en souveraine dans le monde médical.

Stoll, l'un des auteurs de pratique médicale les plus sages et les plus éclairés.

Bordeu, le médecin le plus judicieux de son temps, auteur élégant, aimable et facile, génie qui a su juger tous ses devanciers et jeter les bases des progrès récents tant en science anatomique et physiologique qu'en pratique médicale. Son traité des maladies chroniques et de l'influence curative des eaux minérales montre qu'il entrevoyait la loi homœopathique. C'est dans ses œuvres si pleines d'invention que l'illustre Bichat puisa les éléments inspirateurs de ses admirables travaux anatomiques.

Cullen, célèbre nosologiste, auteur d'un excellent traité d'hygiène et de matière médicale étudiées d'un point de vue neuf, préludant en quelque sorte à la découverte de la loi homœopathique.

Barthez, autre génie puissant et réformateur, savant de premier ordre, philosophe médecin, vrai créateur de la science de l'homme, renversant à jamais, pour les remplacer, les théories excessives des Boerhaave, des Stahl et des Van-Helmont; maître à jamais de l'école traditionnelle de Montpellier.

Hufeland, nosographe et praticien de haute illustration, rédacteur d'un journal de médecine qui portait son nom, l'un des plus répandus qui aient paru dans le monde. Il fut l'ami de l'illustre fondateur de la doctrine médicale homœopathique, et choisit pour successeur auprès du roi de Prusse, dont il était le premier médecin, l'un des disciples les plus fidèles et les plus renommés de Hahnemann, le docteur Stapf.

Bichat, continuateur de Bordeu, génie créateur,

mort trop jeune pour la science, à laquelle ses travaux anatomiques, si vastes et si rapides, ont fait faire un pas de géant.

J.-N. Hallé, l'un des plus grands professeurs d'hygiène qu'ait possédés l'école de Paris. Il n'a point laissé de traités écrits; mais il a fait mieux : il a formé les maîtres de la science qui sont venus après lui.

Lordat, tête savante et philosophique, professeur incomparable de physiologie humaine dans l'école de Montpellier, dont il est la gloire, continuateur fidèle de l'œuvre de Barthez, ayant conservé, à plus de quatre-vingts ans d'âge, une richesse et une ampleur d'intelligence, une fraîcheur et une élégance de style, comme il les eut à quarante ans; ennemi de la doctrine organicienne de Bichat, et en poursuivant les conséquences antivitales et matérialistes avec une tenace et inflexible persévérance.

Mais, de tout cela même que ces grands hommes ont fait en faveur de la science médicale, il découle un argument puissant, irrésistible, contre la thérapeutique allopathique: car, remarquez-le bien, tant d'efforts de génie n'y ont point apporté des ressources positives, fixes, réglées, parfaitement connues et admises de tous; et alors, ce n'est pas à une règle de thérapeutique certaine qu'on vient demander la guérison dans les maladies, surtout dans les maladies

7

rebelles; c'est aux hommes supérieurs qui ont su se créer, là où la thérapeutique usuelle manque à ses promesses, une science à eux, — chose absolument personnelle et intransmissible.

Et vous voyez, hélas! bien des malades traîner leurs infirmités de médecins en médecins, cherchant *cette science particulière* dont ils attendent la cure de leurs maux, jusqu'à ce que, souvent désespérés de vaines démarches et d'essais infructueux, ils aillent s'en rapporter à quelqu'un de ces guérisseurs vulgaires, en réputation parmi le peuple, conservateurs mystérieux de remèdes secrets, et y retrouvent parfois la santé, au grand étonnement et au scandale de la science.

DEUXIÈME DIVISION.

ARTICLE PREMIER.

Les remèdes homœopathiques possèdent seuls la propriété de satisfaire les besoins de la maladie.

Nous avons prouvé que tout remède correspondant aux besoins morbides et pouvant les satisfaire est direct.

L'effet du remède direct a cela de spécial qu'il s'opère, non par l'ébranlement de l'organisme et de la vie pour les distraire de leurs souffrances et les intéresser à autre chose, mais bien en s'insinuant dans le mode même de ces souffrances, en s'y adaptant pour y porter l'influence particulière qu'elles sollicitent, influence du besoin satisfait.

Or, tout remède direct est homœopathique comme tout remède homœopathique est direct, — c'est-à-dire ayant la propriété de déterminer dans le vivant en santé des sensations et un état semblables aux sensations et à l'état actuels du sujet malade, et, par suite, celle de guérir l'organisme souffrant, en flattant, en caressant, pour se faire agréer, les sensations ou symptômes morbides qu'il éprouve.

Il est donc évident que les remèdes homœopathiques possèdent seuls la propriété de satisfaire nos besoins morbides.

ARTICLE II.

Les remèdes homœopathiques sont étudiés d'après une règle certaine ; connus dans tout ce qui touche à l'emploi qu'on en fait ; administrés aux malades suivant une méthode exacte et uniforme.

I. La règle qui préside à l'étude des remèdes homœopathiques a été résumée par Hahnemann dans ces mots : « *Similia similibus curantur;* » principe en vertu duquel nul remède n'est homœopathiquement curatif d'une maladie s'il n'a la puissance de développer un état analogue dans un sujet bien portant.

En conséquence, pour connaître un remède homœopathique, il faut l'expérimenter sur le vivant en
santé et noter avec soin tous les phénomènes (malaises, souffrances, désordres) qu'il y provoque.

Telle est l'unique règle d'étude de ces moyens de
guérir, la même pour tous, dès lors positive, certaine.

II. Les conditions de leur emploi chez le malade
doivent, par là même, être parfaitement connus : il
s'agit simplement qu'il y ait analogie entre les symptômes du mal à guérir et ceux qu'engendre l'a-
gent thérapeutique chez un sujet en bon état de
santé.

Cette analogie constatée, il ne reste plus de doutes
quant à l'indication du remède : il est homœopathique de la maladie, c'est-à-dire le moyen direct de
la faire cesser.

Ainsi, en raison de la propriété qu'a l'aconit napel
de faire naître dans l'homme sain des ensembles de
symptômes comme seraient, au début, soit la fièvre
inflammatoire franche, soit la rougeole, soit le pourpre miliaire, soit les premiers effets du refroidissement par le froid sec, soit la rigidité congestive de la
fibre, — ce remède est le véritable agent directement
curatif de ces divers états morbides, pourvu que la
similitude des symptômes soit exacte.

L'angusture vraie excite chez l'homme sain des
phénomènes (plus ou moins intenses suivant la dose
employée) analogues à ceux du tétanos. Voici pour-

quoi ce médicament convient dans le traitement d'un grand nombre d'affections spasmodiques ou tétaniques.

La belladone produit sur les sujets bien portants des symptômes comme d'angine, de scarlatine lisse, d'érésipèle non vésiculeux de la face, de somnolence et de stupeur, de délire fébrile ou non, de fureur, d'aliénation mentale, etc. Aussi peut-elle guérir (la similitude des symptômes étant exacte) la plupart des angines aiguës, la scarlatine lisse de Sydenham (elle en est le préservatif), les érésipèles de la face, simples ou flegmoneux sans phlyctènes, le délire, la stupeur et la somnolence apoplectiques ou typhoïdes, quelques aliénations mentales, etc.

La coque du Levant développe comme des spasmes du bas-ventre et des douleurs spasmodiques dans d'autres parties du corps, disposant l'esprit à la tristesse surtout chez les femmes, et comme une espèce de paralysie des membres, etc., etc. Par suite, elle guérit homœopathiquement tous les états morbides parfaitement semblables à ceux-là et à beaucoup d'autres qu'elle peut susciter dans l'homme sain.

Suivant cet ordre d'idées et cette règle exacte, on a étudié plus de trois cents remèdes qu'on emploie, tous les jours, sur les malades avec un succès désormais incontestable.

III. La méthode qui préside à l'administration de ces moyens de guérir a cela de remarquable qu'elle exclut tout mélange des remèdes entre eux et en repousse les fortes doses comme dangereuses.

Cette méthode découle de la doctrine homœopathique même, doctrine des moyens thérapeutiques directs.

En effet, que deviendrait l'action directe d'un remède, si on l'altérait par des mélanges plus ou moins composés?

Affaiblie, corrompue ou annulée, elle ne serait plus elle-même; elle ne serait plus l'objet réel de satisfaction du besoin morbide.

Ensuite, ces moyens n'ayant pas à ébranler l'économie vivante par des secousses indirectes, mais à la satisfaire, il est clair qu'on peut, à volonté, en modérer l'usage, sauf à le prolonger, s'il le faut, ou à l'accroître, jusqu'à satisfaction complète.

Du reste, il est de ce qui flatte et plaît d'être vite senti et de procurer hâtivement un commencement de bien-être. Donc, si faible soit l'action d'un remède homœopathique, cette action sera toujours sentie, en raison de sa vertu spéciale de flatter, de caresser en quelque sorte le besoin dont souffre l'organisme malade, comme une douce odeur caresse l'odorat et une saveur exquise caresse le goût.

Il n'est donc pas urgent qu'elle soit forte et violente pour modifier l'organisme vivant, mais bien qu'elle soit, au contraire, la plus légère possible:

1° Parce que, pouvant être sentie, même en cet état

d'atténuation, elle n'usera point les forces vitales et que, suivant le besoin, il sera facile d'en répéter l'impression jusqu'à la satisfaction complète de la vie malade;

2° Parce que, malgré l'opposition des habitudes régnantes, il est rationnel de ne point donner d'un remède, même dans la condition purement dynamique, au delà du suffisant : car l'excès en est tout aussi insalubre au malade que celui des aliments peut l'être à l'homme en santé;

3° Parce que trop d'action d'un remède a pour effet une atteinte funeste à la vie, opprimant de plus en plus l'activité des forces, au lieu de la relever, augmentant ainsi le mal, au lieu de le guérir.

Il est donc de rigueur de n'employer les remèdes homœopathiques qu'à faibles doses et avec réserve.

Et l'on a, en outre, dans cette méthode, l'avantage que, si le choix du remède n'est pas suivant l'indication précise ou que, tout en correspondant bien à l'ensemble des symptômes morbides, il ne réalise pas l'effet qu'on en attend, alors on est sûr au moins de n'avoir, en l'employant, fait nul dommage à la force vitale.

Bien plus, la stimulation légère (en apparence inutile) opérée sur cette dernière par un moyen qui semble n'avoir point modifié la maladie, est néanmoins un bénéfice. Car, si légère elle soit, cette stimulation n'en est pas moins réelle, — nulle action, même la plus petite, exercée sur la vie, ne pouvant passer inaperçue. Par conséquent, son effet vital est une impression générale qui, sans mettre les forces en péril, vu son peu d'intensité, contribue doucement à les tenir en éveil et peut empêcher ainsi l'aggravation de l'état morbide.

Ou encore il en est quelquefois de ce remède, par rapport au besoin que traduit la maladie, comme de l'entremets par rapport à l'appétit qu'il ne calme pas, mais prépare pour le mets suivant. Tous les médecins adonnés à la pratique homœopathique savent cela. Tels remèdes, en effet, sont indiqués dans certains cas, seulement pour préparer à l'action d'autres moyens ; en sorte que ces derniers n'ont de succès qu'à la condition d'en être immédiatement précédés dans l'arrangement de la médication.

Ainsi, étudier les remèdes par l'expérimentation sur l'homme sain, pour en connaître les effets purs ; les employer dans tous les cas morbides dont les symptômes sont analogues à ceux recueillis de cette expérimentation ; les administrer sans mélanges et à très-petites doses, pour être sûr à la fois et d'en appliquer l'action réelle et de ne point nuire au sujet malade, — telles sont les conditions invariables et partout les mêmes de la thérapie homœopathique.

ARTICLE III.

Les remèdes homœopathiques ne présentent et ne peuvent présenter nul
danger dans la pratique médicale.

C'est là une conséquence en quelque sorte nécessaire de nos démonstrations antécédentes.

En effet, les remèdes homœopathiques, possédant
seuls la propriété de satisfaire les besoins morbides,
ne sauraient nuire qu'autant qu'ils agiraient en dé-
passant la mesure de ces besoins.

Mais, employés sans mélange, dans toute la pureté
de leur action, il est facile d'en ménager l'influence,
de la produire atténuée, limitée, de la modérer ou
l'accroître, de l'arrêter ou la continuer à volonté.
Quoi que l'on fasse, on aura toujours l'action pure du
remède, action qui, même au degré le plus faible,
ne peut, nous l'avons fait voir, passer inaperçue pour
la force vitale.

D'où est venu que, pour avoir la certitude de donner la seule quantité d'action d'un remède, suffisant
au besoin morbide (cette action étant parfaitement
pure), on est arrivé à la méthode, universellement
admise en principe et suivie par les médecins homœo-
pathistes, d'administrer les remèdes en très-petites
doses, sauf à augmenter celles-ci, suivant les besoins
ou à les diminuer encore.

Que conclure de là, sinon que les moyens homœopathiques ne peuvent présenter et ne présentent, en
effet, aucun danger dans leur emploi?

Mais, que dis-je? Il est démontré que, même dans
les cas où leur effet semble nul sur l'appareil symptomatique de la maladie, il ne l'est pas en réalité, et a,
tout au contraire, une action bienfaisante, en soutenant les forces par une stimulation légère et contri-
buant ainsi à ralentir ou empêcher l'aggravation du
mal.

Notre proposition est donc surabondamment prouvée.

ARTICLE IV.

Que si la connaissance et l'emploi réguliers, la méthode d'administration des
remèdes homœopathiques, sont une innovation en médecine, le principe
même en est aussi ancien que le monde ; et l'on trouve des traces de guérisons qui n'ont d'explication que là, jusqu'au berceau de la science médicale.

A ceux qui prétendraient se donner le droit de repousser sans examen la doctrine homœopathique, en
arguant de sa nouveauté et prétextant du droit acquis
des antiques traditions médicales, nous répondrons
que le principe homœopathique n'est pas imaginé
d'hier. On n'imagine pas un principe vrai : on le découvre, parce qu'il découle de l'essence même des
choses.

Il ne s'agissait donc que d'en démêler l'existence

parmi les faits innombrables contenus dans les annales de la thérapeutique. On va voir que la chose a été faite.

Ce travail et la doctrine positive à laquelle il a donné naissance, voici ce qui est *nouveau* et ouvre une ère nouvelle en médecine.

Quant aux faits qui ont servi de base à ce travail et au principe qu'ils nous ont révélé, ils prennent racine dans la tradition médicale la plus pure.

Avant l'époque où Hahnemann eût livré au monde son immortelle découverte, les guérisons dans le sens direct ou homœopathique des remèdes ne manquaient pas; mais les médecins les produisaient sans en connaître le principe et avoir pour les conduire aucune règle fixe, aucune méthode d'application.

Néanmoins, leurs écrits fourmillent d'observations qui auraient pu, dès les temps les plus reculés, les mettre sur la voie et du principe, et de la règle, et de la méthode thérapeutiques qui nous occupent.

Dans son *Organon* de l'art de guérir, Hahnemann a relevé une série de faits recueillis des œuvres d'un grand nombre d'auteurs anciens et récents, faits très-remarquables, soit de maladies provoquées par l'usage de certaines substances, soit de guérisons d'états morbides semblables dues à ces mêmes substances employées comme remèdes.

Il est utile et instructif de relater ici textuellement quelques-uns des traits principaux de ce court résumé, œuvre admirable de génie, de science et d'immenses recherches. Il a pour titre :

Exemples de guérisons homœopathiques opérées involontairement par des médecins de l'ancienne école.

« L'observation, la méditation et l'expérience m'ont fait trouver, dit Hahnemann, qu'à l'inverse des préceptes tracés par l'allopathie, la marche à suivre pour obtenir de véritables guérisons douces, promptes, certaines et durables, consiste à choisir, dans chaque cas individuel de maladie, un médicament capable de produire par lui-même une affection semblable à celle qu'on veut guérir.

« Cette méthode homœopathique n'avait été enseignée par personne avant moi, personne ne l'avait mise en pratique. Mais, si elle seule est conforme à la vérité, comme chacun pourra s'en convaincre avec moi, on doit s'attendre à ce que, bien,qu'elle ait été si longtemps méconnue, chaque siècle en offre cependant des traces palpables. C'est, en effet, ce qui a lieu.

. . . .

« Cette vérité s'offre à nous pleine d'évidence dans les cas où les médecins, violant l'usage qui n'admet que des mélanges de médicaments formulés sous forme de recettes, ont guéri promptement à l'aide d'un médicament simple. On voit alors avec surprise que la guérison fut toujours l'effet d'une substance médicinale capable de produire elle-même une affection semblable à celle dont le malade était atteint, quoique le médecin n'agît ainsi que dans un moment d'oubli des préceptes de son école...

« Je vais rapporter quelques exemples de ces guérisons homœopathiques, qui trouvent leur interprétation claire et précise dans la doctrine aujourd'hui reconnue et vivante de l'homœopathie, mais qu'il ne faut pas regarder comme des arguments en faveur de cette dernière, attendu qu'elle n'a besoin ni d'appui, ni de soutien (1).

« Déjà l'auteur du *Traité des Epidémies*, attribué à Hippocrate, parle d'un choléra-morbus, rebelle à tous les remèdes, qu'il guérit uniquement au moyen de l'ellébore blanc, substance qui cependant excite par elle-même le choléra, comme l'ont vu Foreest, Ledel, Reimann et plusieurs autres.

« La suette anglaise, qui se montra pour la première fois en 1485, et qui, plus meurtrière que la peste elle-même, enlevait d'abord, au témoignage de Willis, quatre-vingt-dix-neuf malades sur cent, ne put

(1) « Si, dans les cas dont le récit va être fait, les doses de médicaments ont dépassé celle que prescrit la médecine homœopathique, il a dû s'ensuivre tout naturellement le danger qu'entraînent en général les hautes doses d'agents homœopathiques. Cependant... il arrive assez souvent que des doses même très-considérables de remèdes homœopathiques procurent la guérison sans causer de préjudice notable, soit que la substance ait perdu de son énergie, soit qu'il survienne des évacuations abondantes ayant pour résultat de détruire la plus grande partie de l'effet du remède, soit enfin que l'estomac ait reçu en même temps d'autres substances capables de contre-balancer la force des doses par l'action antidotique qu'elles exercent. »

être domptée qu'au moment où l'on apprit à donner des sudorifiques aux malades. Depuis cette époque, il y eut peu de personnes qui en moururent, ainsi que Sennert en fait la remarque.

. . . .

« Les effets nuisibles que quelques écrivains, Georgi entre autres, attribuent à l'usage de l'*agaricus muscarius* chez les habitants du Kamtschatka, et qui consistent en tremblements, convulsions, épilepsie, sont devenus salutaires entre les mains de C.-G. Whistling, qui a employé ce champignon avec succès contre les convulsions accompagnées de tremblement, et entre celles de J.-C. Bernhardt, qui s'en est également servi avec avantage dans une espèce d'épilepsie.

. . . .

« Si F. Hoffmann vante la mille-feuille dans plusieurs hémorragies; si G.-E. Stahl, Buchwald et Loeseke ont trouvé ce végétal utile dans le flux hémorroïdal excessif; si Quarin et les rédacteurs du *Recueil de Breslau* parlent d'hémoptisie dont il a procuré la guérison; si enfin Thomasius, au rapport de Haller, l'a employé avec succès dans la métrorragie; ces cures se rapportent évidemment à la faculté dont jouit la plante de provoquer par elle-même des flux de sang et l'hématurie, comme l'a observé G. Hoffmann, et surtout de provoquer le saignement du nez, ainsi que Bockler l'a constaté.

. . . .

« Quand bien même les nombreuses expériences de Stoerck, Marges, Planchon, Dumonceau, F.-C. Junker, Schinz, Ehrmann et autres n'auraient pas établi que le colchique guérit une espèce d'hydropisie, on devrait déjà s'attendre à cette propriété de sa part, d'après la faculté spéciale qu'il possède de diminuer la sécrétion rénale, tout en provoquant des envies continuelles d'uriner, et de donner lieu à l'écoulement d'une petite quantité d'urine d'un rouge ardent, ainsi que l'ont vu Stoerck et de Berge. Il est évident aussi que la guérison d'un asthme hypocondriaque, effectuée par Goeritz au moyen du colchique, et celle d'un asthme compliqué d'hydrothorax, opérée par Stoerck, à l'aide de cette même substance, sont fondées sur la faculté homœopathique qu'elle possède de provoquer par elle-même l'asthme et la dyspnée, effets de sa part dont de Berge a constaté la réalité.

. . . .

« On sait, ainsi qu'il est suffisamment attesté par Murray, Hillary et Spielmann, que les feuilles de séné occasionnent des coliques ; qu'elles produisent, d'après G. Hoffmann et F. Hoffmann, des flatuosités et de l'agitation dans le sang, cause ordinaire de l'insomnie. C'est en conséquence de cette vertu homœopathique naturelle du séné que Detharding a pu avec son secours guérir des coliques violentes et débarrasser des malades de leurs insomnies.

. . . .

« Stœrck aurait dû être frappé de guérir une espèce d'exanthème chronique général, humide et phagédénique avec la clématite, après avoir reconnu lui-même que cette plante a le pouvoir de faire naître une éruption psorique sur tout le corps.

« ..... Qu'est-ce qui a donné au sumac vénéneux, dans un cas cité par Alderson, le pouvoir de guérir une paralysie des membres inférieurs, accompagnée d'affaiblissement des facultés intellectuelles, si ce n'est la faculté dont il jouit évidemment par lui-même de produire un affaissement total des forces musculaires, en égarant l'esprit du sujet au point de lui faire croire qu'il va mourir, comme l'a vu Zadig?

« Selon Carrère, la douce-amère a guéri les plus violentes maladies causées par le refroidissement. Ce ne peut être que parce que cette herbe est très-sujette à produire dans les temps froids et humides des incommodités semblables à celles qui résultent d'un refroidissement, ainsi que l'ont remarqué Carrère lui-même et Starcke.....

« Ruecker a vu la scrofulaire susciter une anasarque générale. C'est pour cette raison que Gataker et Cirillo sont parvenus avec son secours à guérir une espèce d'hydropisie.

. . . .

« Un grand nombre de praticiens, D. Gruger, Ray, Kellner, Kaau-Boerhaave et autres ont observé que la pomme épineuse (*datura stramonium*) excite

un délire bizarre et des convulsions. C'est précisément
cette faculté de sa part qui a mis les médecins en état
de guérir, avec son secours, la démonomanie, délire
fantasque, accompagné de spasmes dans les membres, et autres convulsions, comme l'ont fait Sidren
et Wedenberg......

. . . .

« Les personnes qui ont reçu des coups et des contusions éprouvent des points de côtés, des envies de
vomir, des élancements et des ardeurs dans les hypocondres, le tout accompagné d'anxiété et de tremblements, de soubresauts involontaires, semblables à
ceux que provoquent les commotions électriques,
pendant la veille et pendant le sommeil, des fourmillements dans les parties sur lesquelles l'atteinte a
porté, etc. Or, l'*arnica* pouvant produire par elle-
même des symptômes semblables, comme l'attestent
les observations de Meza, Vicat, Crichthon, Collin,
Aaskow, Stoll et J.-C. Lange, on conçoit sans peine
que cette plante guérisse les accidents provenant d'un
coup, d'une chute, d'une contusion, ainsi qu'une
foule de médecins et des peuples entiers en on fait
l'expérience depuis des siècles.

« Parmi les désordres que la belladone provoque
chez l'homme bien portant, se trouvent des symptômes dont l'ensemble compose une image qui ressemble beaucoup à l'espèce d'hydrophodie causée par
la morsure d'un chien enragé, maladie que Mayerne,

Munch, Buchholz et Neimike ont réellement et parfaitement guérie avec cette plante. Le sujet cherche en vain le sommeil ; il a la respiration gênée ; une soif ardente et accompagnée d'anxiété le dévore ; à peine lui présente-t-on des liquides qu'aussitôt il les repousse, son visage est rouge, ses yeux sont fixes et étincelants (F.-C. Grimm.) ; il éprouve de la suffocation en buvant (E. Camerarius et Sauter) ; en général, il est incapable de rien avaler (May, Lottinger, Sicelius, Buchave, d'Hermont, Manetti, Vicat, Cullen) ; il éprouve alternativement de la frayeur et des envies de mordre les personnes qui l'entourent (Sauter, Dumoulin, Buchave, Mardorf) ; il crache autour de lui (Sauter) ; il cherche à s'échapper (Dumoulin, E. Gmelin, Buchoz), etc.....

. . . .

« Withering ne parvint à triompher d'un resserrement spasmodique du pharynx, avec impossibilité d'avaler, qu'au moment où il administra de la jusquiame, dont l'action spéciale consiste à déterminer un resserrement spasmodique du gosier, avec impossibilité d'exécuter la déglutition, effet que Tozzetti, Hamilton, Bernigau, Sauvages et Hunerwolf ont vu produire, et à un haut degré.

. . . .

« Un état semblable à l'agonie, dans lequel le malade éprouvait des convulsions qui lui ôtaient la connaissance, qui alternaient avec des accès de respiration spasmodique et saccadée, parfois aussi surpirieuse et stertoréuse, et qui s'accompagnaient d'un froid glacial à la face et au corps, avec lividité des pieds et des mains, et faiblesse du pouls (état tout à fait analogue à l'ensemble des accidents que Schweikert et autres ont vus résulter de l'action de l'opium), fut d'abord traité sans succès par Stutz avec l'alcali, mais guéri ensuite d'une manière rapide et durable au moyen de l'opium......

« Rave et Wedekind ont arrêté des métrorragies inquiétantes avec le secours de la sabine, qui, chacun le sait, détermine des hémorragies utérines et par suite l'avortement chez les femmes bien portantes.

« Le musc serait-il à peu près spécifique dans les espèces d'asthmes spasmodiques auxquels on a donné le nom de millar, s'il n'avait pas lui-même la propriété d'occasionner des suffocations spasmodiques sans toux, comme l'a remarqué F. Hoffmann?

. . . .

« On sait que la rétention d'urine est un des accidents les plus ordinaires et les plus pénibles que produisent les cantharides (Werlhoff, J. Camerarius, Baccius, Fabrice de Hilden, Forreest, etc.)... Or, Fabrice d'Aquapendente, Capo di Vacca, Riedlin, Th. Bartholin, Young, etc., ont guéri parfaitement avec des cantharides des ischuries fort douloureuses, qui n'étaient point dues à un obstacle mécanique .....,

« ...... Il est connu que les eaux de Tœplitz, comme toutes les eaux sulfureuses tièdes et chaudes, provoquent l'apparition d'un exanthème qui ressemble beaucoup à la gale des ouvriers en laine. Or, c'est justement cette vertu homœopathique qui les rend propres à guérir diverses éruptions psoriques.

. . . .

« Les convulsions que déterminent le cuivre, et, d'après Toudy, Ramsay, Fabas, Pyl, Cosmier, l'usage des aliments chargés de particules cuivreuses ; les attaques réitérées d'épilepsie qu'ont fait naître, sous les yeux de J. Lazerme, l'introduction d'une monnaie de cuivre dans l'estomac, et, sous les yeux de Pfundel, l'ingestion du sel ammoniac cuivreux dans les voies digestives, expliquent sans peine comment le cuivre a pu guérir la chorée, au rapport de Willan, de Walcker, de Thuessink et de Delarive ; comment les préparations cuivreuses ont si souvent procuré la guérison de l'épilepsie, ainsi que l'attestent les faits rapportés par Batty, Baumes, Bierling, Boerhaave, etc.

. . . . etc., etc., etc.

« Il y a même eu, de temps en temps, des médecins qui ont soupçonné les médicaments de guérir les maladies par la vertu dont ils sont doués de faire naître des symptômes morbides analogues.

« Ainsi l'auteur du livre Περι τοπων των κατ' ανθρωπον, qui fait partie des œuvres comprises sous le nom d'Hippocrate, dit ces paroles remarquables : Διὰ τὰ ὅμοια νοῦσος γίνεται, καὶ διὰ τὰ ὅμοια προσφερόμενα ἐκ νοσούντων ὑγιαίνονται.... διὰ τὸ ἐμέειν ἔμετος παύεται.

« Boulduc (1710) s'est aperçu que la propriété purgative de la rhubarbe était la cause de la faculté qu'a cette racine d'arrêter la diarrhée.

« Detharding a deviné que l'infusion de séné apaise la colique chez les adultes en vertu de la propriété qu'elle a de provoquer des coliques chez les personnes qui jouissent d'une bonne santé.

« Bertholon dit que dans les maladies l'électricité diminue et finit par faire disparaître une douleur fort analogue à celle qu'elle-même provoque.

« Thoury atteste que l'électricité positive accélère d'elle-même le pouls, mais aussi qu'elle le ralentit, quand il offre trop d'accélération par le fait de la maladie.

« Stœrck a eu l'idée que la pomme épineuse dérangeant l'esprit et produisant la manie chez les personnes bien portantes, on pourrait fort bien l'administrer aux maniaques pour essayer de leur rendre la raison en déterminant un changement dans la marche de leurs pensées.

« Mais, de tous les médecins, celui dont la conviction à cet égard se trouve exprimée de la manière la plus formelle est le Danois Stahl, qui parle en ces termes : « La règle admise en médecine de traiter « les maladies par les remèdes contraires ou opposés « aux effets qu'elles produisent (*contraria contrariis*)

« est complétement fausse et absurde. Je suis per-
« suadé, au contraire, que les maladies cèdent aux
« agents qui déterminent une affection semblable
« (*similia similibus*): les brûlures par l'ardeur du foyer
« dont on approche la partie; les congélations par l'ap-
« plication de la neige et de l'eau froide; les inflam-
« mations et les contusions par celle des spiritueux.
« C'est ainsi que j'ai réussi à faire disparaître la dispo-
« sition aux aigreurs par de très-petites doses d'acide
« sulfurique, dans des cas où l'on avait inutilement
« administré une multitude de poudres absorbantes.»

. . . .

Il n'est donc plus douteux :

1° Que les annales les plus anciennes de la médecine fournissent des faits révélant le principe homœopathique; et même que parmi les médecins quelques-
uns ont entrevu, d'autres ont deviné ce principe;

2° Que celui-ci, aussi ancien que la médecine, mais
infécond tant qu'il est resté inconnu et n'a eu pour
règle et méthode d'application que le hasard, est désormais une riche semence produisant des fruits incomparables, depuis qu'il a été découvert, étudié, médité,
fécondé par Hahnemann et appliqué par lui et par
ses disciples.

CONCLUSION.

Nous avons fait voir que les remèdes allopathiques ne

correspondant pas aux besoins morbides et d'ailleurs mal étudiés, mal connus, employés sans méthode, sont, en outre, dangereux.

On vient de se convaincre que les remèdes homœopathiques sont, au contraire, les seuls moyens qui possèdent la propriété de satisfaire ces besoins ; qu'ils sont étudiés d'après une règle certaine, connus dans tout ce qui touche à l'emploi qu'on en fait, administrés aux malades suivant une méthode exacte et uniforme ; que, dès lors, ils ne présentent aucun danger dans la pratique ; — qu'en outre, si la doctrine homœopathique est nouvelle, comme enseignement et comme application, le principe sur lequel elle repose ne l'est pas.

Que conclure de là ? sinon que la proposition faisant l'objet de la deuxième partie de ce Mémoire est prouvée, à savoir : *la supériorité des moyens de guérir homœopathiques sur les autres.*

TROISIÈME PARTIE.

Elle comporte deux choses :

1° L'étude des remèdes ; 2° leur emploi.

PREMIÈRE DIVISION.

Étude des remèdes homœopathiques.

Art. 1ᵉʳ. Principes généraux relatifs à cette étude.

Art. 2. Étude de quelques-uns des principaux remèdes homœopathiques connus.

DEUXIÈME DIVISION.

Emploi des remèdes homœopathiques.

Art. 1ᵉʳ. Règles générales de cet emploi.

Art. 2. Règles particulières de cet emploi : 1° dans les maladies aiguës ; 2° dans les maladies chroniques.

Art. 3. Observations de thérapeutique homœopathique.

PREMIÈRE DIVISION.

ÉTUDE DES REMÈDES HOMŒOPATHIQUES.

ARTICLE PREMIER.

Principes généraux relatifs à cette étude.

§ 1er.

Nous avons remarqué incidemment, en terminant le cinquième article de la première partie de ce travail, que l'estomac, étant le centre et le distributeur de la nutrition, se trouve par-là même en étroite alliance avec toutes les parties du corps même les plus élémentaires, et peut, alors, aisément leur communiquer, par transmission sympathique, les actions des remèdes soumis à son élaboration.

Il est admis, en effet, et il a été admis de tous temps, parmi les médecins, sans distinction d'écoles ni de sectes, que l'estomac n'est pas seulement le dispensateur de la nutrition aux organes, mais encore un centre vers lequel viennent se réfléchir toutes les souffrances de l'organisme vivant, et, par conséquent, d'où peuvent s'irradier les modifications les plus diverses aux parties qu'elles ont pour objet.

Aussi n'est-il point d'états morbides où le médecin perde cet organe de vue, et ne lui donne à élaborer des remèdes destinés à porter leur influence dans les autres parties de l'économie vivante malade.

M. Gastier a traité, dans le *Journal de la Société gallicane homœopathique*, cette question de la haute fonction de l'estomac, d'un point de vue entièrement neuf et très-élevé. Les considérations qu'il présente à ce sujet sont d'une importance pratique considérable. Je vais en résumer quelques-unes dans un exposé succinct :

Il semble, suivant ce médecin, que l'estomac pourrait bien être dans l'homme l'instrument organique de l'instinct, comme le cerveau y est celui de l'intelligence.

Il a été considéré, plus ou moins explicitement, par la plupart des grands réformateurs de la science médicale, Paracelse, Van-Helmont, Stahl, etc., comme le centre et le pivot de la vie.

Les médecins des doctrines et théories les plus diverses, naturistes, humoristes, solidistes, chimistes, animistes, vitalistes, etc., se sont toujours accordés à lui reconnaître, sous le rapport pathologique et thérapeutique, une importance supérieure à celle des autres organes.

Dans la santé ou dans la maladie, l'estomac est en liaison sympathique puissante avec toutes les parties du corps vivant.

Chez le malade, il reçoit l'impression des moindres désordres, quel qu'en soit le siége, dont souffre l'économie ; et, transmettant de toutes parts le malaise qu'il en éprouve, il appelle ainsi les autres organes à lui venir en aide, chacun dans son mode et sa sphère d'influence, pour arrêter et réparer les effets du trouble morbide.

« Les voies mystérieuses qui établissent, au besoin, les relations de chacune de ces parties avec l'estomac, servent avec la même exactitude, la même facilité, la même promptitude, ses relations avec chacune d'elles. »

L'observation dans la pratique médicale vérifie tous les jours, et cette participation de l'estomac à tous les dérangements de l'équilibre dans l'organisme vivant, et cette transmission qu'il fait de la sensation pénible ou douloureuse, par lui reçue, au reste de l'organisme.

Et l'on comprend « le retentissement à l'estomac de toutes les émotions, quelle qu'en soit la nature ou l'origine, dont le vivant est affecté ; le trouble général qui suit immédiatement les désordres idiopathiques ou sympathiques dont cet organe est lui-même devenu le siége ; les traces ordinairement profondes qu'il en conserve ; le cachet de profondeur, d'universalité de toute lésion qui l'affecte spécialement. »

L'on comprend, en outre, pourquoi « des médecins et des philosophes de tous les temps ont fait de la région gastrique le principal centre de la vie, à ce point que quelques-uns y ont même placé le siége de l'âme. »

Sans pousser plus loin cette exposition des idées émises, dans son travail, par M. Gastier, ajoutons qu'à plus forte raison doit-on comprendre comment l'illustre chef de l'école homœopathique et ses disciples ont pris et prendront toujours l'estomac pour agent de leurs expérimentations pathogénétiques des substances médicamenteuses sur l'homme sain, agent chargé de répandre dans tout l'organisme les effets symptomatiques de ces diverses substances.

§ 2.

Il est à observer, en ce qui touche à ces expérimentations sur l'homme sain, que nul autre organe ne saurait, comme l'estomac, correspondre aux conditions qu'elles exigent pour l'élaboration, la digestion, la division, l'atténuation et la distribution de la puissance pathogénétique du médicament expérimenté.

Mais, d'abord, déterminons l'état où toute substance, objet d'une expérimentation de ce genre, doit se trouver.

Cet état est indiqué par cela qu'au point où une substance commence à pouvoir être employée comme agent pathogénétique, et, par suite, comme remède, elle doit être dosée et préparée de telle sorte;

1° qu'elle puisse déterminer des phénomènes anormaux dans l'organisme; 2° et que, tout en développant des symptômes de trouble, de malaise, de souffrance, elle ne puisse pas, quelle qu'elle soit, se comporter en agent toxique, c'est-à-dire suivant la loi de ses propriétés chimiques ou de ses qualités vénéneuses.

Pour répondre à la première condition, il faut évidemment que le mode de préparation mette au jour les propriétés pathogénétiques de la substance expérimentée.

Pour répondre à la deuxième condition, il faut que ce mode de préparation, sans changer les propriétés de l'agent toxique expérimenté, au moins en change les conditions et les réduise en tel état qu'il ne puisse être radicalement délétère pour l'économie.

Car nulle expérimentation pathogénétique sur l'homme sain ne saurait avoir pour but la destruction ou la détérioration de l'organisme, l'introduction dans celui-ci d'éléments de mort, rapide ou lente, prochaine ou éloignée. Ce serait absurde, impraticable, parfois même criminel.

Cela posé, quel autre organe se trouve, à l'égal de l'estomac, dans les conditions exigées par l'expérimentation qui nous occupe?

Est-ce l'appareil cutané?

Mais il est impossible d'agir sur toute l'économie par cet organe sans conserver aux substances leur état chimique ou vénéneux. Sinon, elles n'auront point d'effet général appréciable, point d'irradiations sympathiques vers les organes éloignés ou profonds.

D'une autre part, si on les expérimente en cet état, — absorbées par les pores cutanés et pénétrant dans les tissus, ces substances y porteront des principes délétères, qui bien souvent laisseront dans l'organisme des traces profondes, parfois indélébiles, comme le mercure, le quinquina, l'opium, l'iode, etc., etc.

De plus, la peau n'ayant, chez l'homme à l'état sain, — indépendamment de sa fonction comme sens du toucher général ou spécial, — que la fonction expansive de l'excrétion par la transpiration (cet organe, en effet, n'absorbe que par faiblesse), il en résulte qu'elle est dépourvue des moyens d'élaboration, de digestion, de division, d'atténuation et de distribution de l'action médicamenteuse, et que cette dernière, pénétrant sans préparation l'organisme vivant, n'y est point agréée ; elle se perd dans les répugnances et les répulsions immédiates qu'elle provoque de toutes parts, à moins que, vainquant ces résistances, elle ne réduise l'organisme à subir ses effets toxiques.

Vous objecterez que certaines substances, tels les virus et les venins, n'agissent avec toute leur énergie que par leur introduction plus ou moins profonde à tr avers le derme.

En fût-il ainsi, c'est une preuve de plus que la peau ne se prête aucunement à l'expérimentation pathogénétique des agents purement médicamenteux, telle que l'on doit la comprendre. Remarquez, en effet, la manière d'agir, par exemple, des virus rabiéique, variolique, du venin de la vipère, du scorpion, etc.

Leur action *développée* est toujours très-redoutable, alors même que, de sa nature, elle n'est pas infailliblement mortelle, comme l'est celle du virus rabiéique.

Quant au mode d'agir des virus et venins moins dangereux, il n'en est, pour cela, pas moins d'essence éminemment toxique; en sorte que, peu intense, leur action est annulée par les résistances vitales et organiques qu'elle soulève à l'instant; considérable, au contraire, elle se fait subir, indépendamment d'aucune élaboration vitale, dans toute son âcreté. Du moment que l'élaboration se produit, tout médecin sait que l'estomac entre le premier en action pour ce travail général, ainsi que l'indiquent le manque d'appétit, les malaises précédant toujours la fièvre. Mais, alors, c'est une influence arrivant à l'estomac par une voie étrangère et indirecte, voilà tout.

Disons, néanmoins, que, lorsque certains agents employés à la peau ont une action locale chimique ou vénéneuse bien connue dans ses effets et sans danger pour l'économie, ils peuvent, comme quelques épispastiques, être utilisés avec avantage dans le traitement des maladies, ou pour en préserver, comme la vaccine.

Ce qu'il en est de l'appareil cutané par rapport à l'expérimentation pathogénétique des substances médicamenteuses sur l'homme sain existe aussi à l'égard de tous les organes autres que l'estomac. Aucun ne possède, comme ce dernier, les conditions que cette expérimentation réclame.

On a remarqué toutefois que l'olfaction de certains médicaments convenablement préparés pouvait être un moyen d'expérimentation pathogénétique. Mais ne sait-on pas que la muqueuse nasale a, comme celle de la bouche, des liaisons étroites avec l'estomac, et que, en outre, l'influence plus directe qu'elle exerce sur le poumon se communique immédiatement de ce dernier à l'organe digestif par l'intime sympathie où le nerf pneumo-gastrique tient les deux organes?

§ 3.

Il est donc bien prouvé que, pour l'expérimentation pathogénétique des médicaments, l'estomac est l'organe d'élection indispensable.

Il reste à préciser les conditions d'expérimentation par rapport à la substance et par rapport au sujet.

I. Relativement à la substance, on débutera toujours par une dose que l'estomac tolère et puisse élaborer.

Or, il est des substances toxiques. A cet état, l'estomac les repousse violemment, tant qu'il n'est pas désorganisé et opprimé par leur action. Tels l'arsenic, l'opium, etc.

Il en est de nauséabondes, contre lesquelles il se

soulève et qu'il chasse par haut ou par bas. Tels les vomitifs, purgatifs et toutes les choses répugnantes au goût.

Il en est d'insipides, dont il se débarrasse sans en percevoir l'influence. Tels le carbonate de chaux, la silice, l'alumine, etc.

Pour que l'estomac tolère ces diverses substances, il est donc important de les préparer de telle façon, tout en leur conservant leur pureté parfaite, que les premières n'aient dans aucun cas un effet toxique; que les deuxièmes n'en aient point de nauséabond au moment où elles sont ingérées; que les dernières acquièrent, par leur division, leur atténuation et le développement de leurs propriétés médicamenteuses, une sorte d'aptitude à se faire agréer par l'estomac et à le forcer de sentir et reconnaître leur action.

Sans cela, l'effet pathogénétique de l'agent expérimenté comme médicament ne pourra se montrer :

1° Parce que là où tous les efforts de l'économie ont à s'employer pour repousser l'effet toxique, nulle élaboration ne peut se faire; et, dès lors, ou l'effet pathogénétique purement médicamenteux n'est pas produit, ou il est méconnaissable à travers les désordres dus au premier;

2° Parce que là où la simple ingestion de la substance soulève tous les dégoûts de l'estomac, ou bien cette substance est expulsée, d'où élaboration nulle, effet pathogénétique médicamenteux nul; ou bien, si elle ne l'est, elle opère comme agent toxique proprement dit;

3° Parce que, enfin, là où l'action de la substance n'est pas sentie par l'estomac, elle ne peut être élaborée, digérée par lui, et l'influence doit en être nulle · tant sur cet organe même que sur les autres.

II. Relativement au sujet de l'expérimentation, la première condition est qu'il soit bien portant. Sinon, on ne saurait distinguer les symptômes médicamenteux d'avec ceux de son état maladif.

Cette condition remplie, on ingère dans l'estomac du sujet la substance à expérimenter, après en avoir bien déterminé et la préparation et la dose, et bientôt commence un travail d'élaboration et de digestion, pour diviser, atténuer, assimiler le plus possible et distribuer aux organes l'action médicamenteuse.

Le sujet de l'expérimentation est-il pourvu d'une grande force de résistance: il peut arriver que, dans ce travail d'élaboration et de digestion, l'estomac ramène tellement la substance à l'innocuité, que nul symptôme médicamenteux ne se manifeste. Il faudra, dans ce cas, réitérer et continuer l'expérimentation jusqu'à réduction de cette excessive résistance de l'estomac, si l'on veut atteindre le but qu'on s'est proposé.

Le sujet est-il, au contraire, même avec un état parfaitement sain, d'une force de résistance facile à troubler: alors l'élaboration de l'action médicamen-

teuse sera pénible pour l'estomac; par suite, l'influence de cette action, se répandant sympathiquement
dans les organes, y portera un état de malaise ou de
souffrance ou de désordre en rapport avec celui qu'elle
aura suscité dans l'organe gastrique.

« Un médicament (expérimenté sur l'homme sain)
n'affecte pas tout le monde avec la même force, dit
Hahnemann dans son *Organon*. Il règne une grande
diversité à cet égard. On voit quelquefois une personne qui paraît délicate n'être point affectée par un
médicament qu'on sait être très-énergique, et qui
lui avait été donné à dose modérée, tandis qu'elle
l'est assez fortement par d'autres substances bien plus
faibles. De même, il y a des sujets très-robustes qui
éprouvent des symptômes morbides considérables
de la part d'agents médicinaux doux en apparence,
et qui, au contraire, ressentent peu les effets d'autres
médicaments plus forts. Or, comme on ne sait jamais
d'avance lequel de ces deux cas aura lieu, il est à propos que chacun débute par une petite dose et qu'il
l'augmente ensuite, de jour en jour, si la chose est
jugée nécessaire. »

La collection des symptômes produits sur l'homme
sain par cette expérimentation forme le cadre plus ou
moins complet des effets pathogénétiques de la substance qui en est l'objet.

§ 4.

Il reste à déterminer la méthode de classification des symptômes médicamenteux développés dans l'homme sain. Cette méthode se déduit de la nature même de l'homme, esprit et vie, âme et corps vivant.

Ce qui se passe dans l'âme agit sur le corps, et, réciproquement, ce qui se passe dans le corps agit sur l'âme, par le motif que tout l'homme est dans tous ses actes, quels qu'ils soient.

L'expérimentation pathogénétique d'un agent médicamenteux porte donc ses modifications et réveille des symptômes non-seulement dans la vie et l'organisme de l'homme, mais encore dans son âme.

L'état général qui, dès l'âge adulte, traduit cette action complexe et réciproque du corps vivant et de l'âme l'un sur l'autre, est le tempérament; et, chose remarquable! l'estomac est vraiment le facteur de ce dernier, sous l'empire des actions vitales et organiques, intellectuelles et morales. C'est, en effet, aux conditions mêmes de la nutrition générale, dont l'estomac est l'agent direct : la composition des fluides et celle des tissus, la contexture plus ou moins sèche ou plus ou moins nourrie, plus ou moins dense ou plus ou moins lâche, plus ou moins grossière ou plus ou moins délicate, plus ou moins massive ou plus ou moins déliée des organes; c'est à ces conditions mêmes que la nutrition générale, produit indirect et par influence d'une certaine équilibration (équilibration *ad justitiam*, comme disaient les anciens), des aptitudes, des impressions, des passions, des souffrances et des opérations du corps vivant et de l'âme, dont la résultante est la prédominance de tels des grands systèmes organiques élémentaires, nerveux, sanguin, gastrique, lymphatique, sur les autres, — que sont dus les tempéraments.

Ainsi, un organisme frêle, quelque chose dans la force vitale qui semble toucher de plus près à l'âme qu'au corps, l'esprit vif, le moral mobile, réagissant les uns sur les autres, et tous ensemble sur l'estomac, déterminent, dès l'enfance, un appétit léger et variable, dont la conséquence est une nutrition extrêmement ténue, subtile et une grande mobilité des sens. Dé là vient que, dans l'homme fait, le corps et les muscles sont grêles, bien que d'une roideur contractile remarquable, les cheveux blonds, le teint pâle et clair, la face effilée, l'œil vif et caressant, la physionomie insaisissable, l'attitude impatiente, l'activité continuelle, le pouls tendu, vite, variable, la parole prompte comme la conception, la sensibilité excessive, l'imagination brillante, le caractère entreprenant, capricieux, colère, généreux ; il faut y joindre la disposition aux maladies nerveuses et malignes ; ··· tous éléments exclusifs du tempérament nerveux.

L'organisme est-il fort matériellement, la vie très-
expansive dans son activité, l'esprit net, le moral gai :
l'appétit sera robuste, d'où une nutrition riche et
puissante et des digestions faciles. Le produit en est,
dans l'homme fait, cet état, constituant le tempérament sanguin, où les chairs sont fortement nourries,
fermes et compactes, la peau d'un blanc rose vif, le
teint rouge et vermeil, le regard souriant, les cheveux blonds ou châtains, l'attitude forte, les mouvements puissants, actifs, souples et agiles, le pouls
grand, vif et régulier ; à quoi s'ajoutent le goût des
jeux de force, la présence d'esprit, un jugement droit
sans profondeur, une conception claire, mais superficielle, une mémoire aisée, la bonté, la franchise,
la gaieté et la légèreté, l'insouciance même du caractère, le courage, un emportement facile, prompt à se
calmer, l'amour des plaisirs et de la bonne chère, etc. ;
— Prédisposition aux maladies congestives et inflammatoires.

Que si le corps est très-osseux, la vie plus concentrée qu'expansive, l'esprit attentif, réfléchi, le moral
sérieux et passionné, il se joindra d'ordinaire un peu
de lenteur digestive à un appétit puissant. Le tempérament gastrique en sera la conséquence : squelette
fort, recouvert de chairs compactes et sèches ; téguments légèrement hâlés ; face pâle et brune, sans
éclat ; cheveux noirs ; traits fixes et assurés ; regard
pénétrant et fier ; attitude sévère ; mouvements rudes

et souvent sans élégance; esprit scrutateur, médita-
tif; caractère porté à l'envie, à l'opiniâtreté, à la ven-
geance, à l'amour violent; conception et jugement
profonds; imagination et pensée fortes; mémoire
lente et bonne; grandes passions de l'âme; colères
concentrées, etc.;—Aptitude aux maladies gastriques
et intestinales.

Si le corps est d'une ossification très-mince, enve-
loppée d'une grande quantité de tissu cellulaire grais-
seux, la vie d'une action paresseuse, l'esprit lourd,
le moral apathique, — l'appétit sera lent, si l'on
peut dire ainsi, aussi bien que les digestions. De là
une nutrition sans vigueur, produisant des fluides
blancs en abondance et un sang séreux. Par suite, le
sujet présentera tout ce qui constitue le tempérament
lymphatique : mollesse et laxité de la fibre; tissus
cellulaire et glanduleux distendus de sucs et de
graisse; peau blanche et mate, froide au toucher;
cheveux blonds ou châtain clair; teint pâle, légèrement peint en rose tendre; regard et traits manquant
d'expression ou un peu mélancoliques; yeux languis-
sants; pouls petit et mou; esprit sans activité ni richesse; caractère facile, doux, affable, paisible; imagination décolorée; impressions froides; amour du
plaisir par mollesse plus que par passion, etc.; —
Aptitude aux maladies des glandes et humorales.

Il arrive, le plus souvent, que la prédominance de
tel grand système organique élémentaire se combine

dans le même sujet avec celle de tel autre système
et produit des tempéraments composés : sanguin-
gastrique, lymphatique-nerveux, lymphatique-san-
guin, etc.

Ajoutons que, en outre de cet aspect général plus
ou moins facile à préciser, le tempérament a dans
tout le sujet une manière d'être spéciale et individuelle tenant à l'idiosyncrasie particulière de chacun ;
d'où l'on a raison de dire que chaque homme a son
tempérament, sa santé.

Le tempérament et l'idiosyncrasie ont une telle
importance, que rien ne se passe dans l'homme où ils
n'exercent quelque influence, tant au moral qu'au
physique. Dès lors, toute modification accidentelle ou
continue, qui, ébranlant les grands systèmes organiques élémentaires, donnera une action prééminente
aux uns sur les autres, déterminera dans le sujet une
sorte de tempérament (*intemperatum*) et d'idiosyncrasie morbides plus ou moins durables, dont le mode
d'impulsion se fera sentir de toutes parts dans l'âme
comme dans le corps.

Par conséquent, dans l'étude des remèdes expérimentés sur l'homme sain, il faut bien se rendre compte
si la physionomie générale des symptômes médicamenteux traduit la lésion de l'un ou de plusieurs des
grands systèmes organiques élémentaires, nerveux,
sanguin, gastrique, lymphatique, et quel est le mode
spécial, en quelque sorte individuel, de cette lésion.

Là viennent se grouper tous les symptômes généraux tant de la vie et de l'organisme que de l'intellect et du moral.

Que si l'on peut arriver à déterminer avec précision ceux de ces grands systèmes qui sont spécialement modifiés par un agent pathogénétique, et de quelle manière ils le sont, il est évident qu'on aura l'un des traits les plus caractéristiques et les plus notables de l'action de cet agent.

Les médicaments homœopathiques qu'on nomme polycrestes, parce que, embrassant, chacun dans la pathogénésie qui lui est propre, un grand nombre d'états morbides très-divers, au moins en apparence, ils sont par-là même bons pour les combattre, ces médicaments ont dans la physionomie de leurs symptômes ce qui fait le mieux saisir cette nuance générale caractéristique.

Nous dirons même que tout médicament dont la pathogénésie indique un ébranlement réel parfaitement appréciable de l'un ou de plusieurs des grands systèmes organiques élémentaires doit être un polycreste et trouver son indication dans beaucoup de cas morbides : il n'est point, en effet, d'organe ni de fonction qu'il n'atteigne sous une forme spéciale, puisque chacun des grands systèmes organiques a son élément présent partout, comme partie constituante.

Mais il est des médicaments dont la symptomatologie connue n'offre, à cet égard, rien de précis, soit qu'ils n'aient été expérimentés qu'imparfaitement, soit que, hors leur propriété de modifier certains organes et certaines fonctions particulières, ils n'aient d'autre action générale que de provoquer la participation nécessaire de toute l'économie pour soulever le consensus commun et en diriger le travail sur la partie et la fonction qu'il leur est spécial d'émouvoir.

Ainsi, l'action des remèdes expérimentés sur l'homme sain peut être très-générale, s'adressant non-seulement à quelques organes distincts, à quelques fonctions, à quelques modes de fonctions, mais encore à un ou à plusieurs des grands systèmes organiques élémentaires, nerveux, sanguin, bilieux, lymphatique, etc., qui, existant dans toutes les parties comme élément organique, répandent de toutes parts l'influence de cette action spéciale, sous une forme et avec une physionomie propres à l'agent expérimenté, en même temps qu'ils font retentir puissamment cette influence jusque sur l'intellect et le moral. De tels agents sont polycrestes. Ils affectent les organes et les fonctions d'autant de manières qu'est affecté par eux le système organique élémentaire qu'ils atteignent; ils conviennent donc dans autant de maladies diverses de même ordre.

Ou bien cette action est très-limitée, ne frappant que quelques organes et fonctions déterminés. Les remèdes qui entrent dans cette catégorie sont peu

employés, ou seulement dans des cas tout à fait particuliers. On nomme ces médicaments non polycrestes.

Ou bien encore elle tient le milieu entre les deux,
se rapprochant davantage de la première catégorie ou
de la dernière. Ici se rangent les médicaments dits
demi-polycrestes.

Ces principes posés, la classification des symptômes
médicamenteux développés dans l'homme sain doit
présenter d'abord les phénomènes bruts dans tous
leurs détails.

Il serait bon de rapporter isolément l'histoire pathogénétique de chaque sujet d'expérimentation et de
ne pas briser, ainsi qu'on le fait, les liens qui unissent tels symptômes avec tels autres. Agir autrement
c'est effacer une partie, peut-être même la plus importante, de la physionomie du remède.

En tête de chacun de ces petits relevés pathogénétiques, on aurait soin de préciser l'âge et le sexe du
sujet, son tempérament et ce que l'on connaît de son
idiosyncrasie.

Ensuite, viendrait la maladie expérimentale dans
son enchaînement de symptômes, dans ses périodes
de début, d'état et de déclin, dans sa durée, dans ses
jours, ses heures notables, dans l'état des forces, dans
celui de la sensibilité, dans le mode et l'intensité fébriles, dans les circonstances intellectuelles et morales.

On comprend combien, après avoir étudié chacun

de ces historiques distincts, l'esprit se ferait une image nette de la physionomie pathogénétique vraie du remède expérimenté.

Alors, on aurait tout moyen de tirer, avec assurance, les déductions relatives, pour les médicaments polycrestes, à la modification plus ou moins profonde, plus ou moins générale, plus ou moins caractéristique de tels ou tels des grands systèmes organiques élémentaires, — et celles relatives, pour les demi-polycrestes ou non polycrestes, à la modification plus ou moins limitée de la vie et des organes.

Dans cette méthode, deux modes, l'un analytique et l'autre synthétique, l'un anatomique et physiologique et l'autre purement vital, présideraient à la classification des symptômes médicamenteux des substances expérimentées sur l'homme sain.

ARTICLE II.

Étude de quelques-uns des principaux remèdes homœopathiques.

Il nous serait difficile de donner des études de médicaments faites d'après la rigueur absolue des règles qui viennent d'être tracées, parce que, dans les symptomatologies pures que nous possédons, les phénomènes pathogénétiques sont réunis par appareils d'organes, suivant une classification purement anatomique, sans tenir compte de la diversité et du nombre des expérimentateurs, et, chez ceux-ci, de l'ordre de production et de succession des symptômes. Pour remédier à ce défaut de nos symptomatologies pures, il faudrait recommencer toutes les expérimentations, ce qui ne peut avoir lieu qu'avec le temps, à mesure que la doctrine homœopathique, prenant toujours plus d'extension, arrivera à l'enseignement officiel. Alors, nul élève en médecine ne pourra s'exempter de présenter un certain nombre d'expérimentations pures de médicaments bien faites. Alors l'homœopathie acquerra tous les jours un plus haut degré de perfectionnement. Alors nous aurons peut-être les moyens de comparer, suivant le vœu du docteur Arnaud, au diagnostic de toute maladie naturelle le diagnostic pathogénétique d'une maladie artificielle correspondante, et l'emploi des remèdes sera fait avec une précision vraiment complète.

Nous nous bornerons, en conséquence, à présenter la caractéristique la plus générale de quelques médicaments. Nous choisirons, pour cela, des médicaments polycrestes.

ACONITUM NAPELLUS.

Ce médicament, expérimenté sur l'homme sain, y a développé un ensemble de symptômes qui, dans leur physionomie générale, indiquent une action spéciale, modifiant, par-dessus tout, le système sanguin.

L'aconit trouble la fonction de ce système en suscitant dans le sang un accroissement de chaleur vitale,
de l'effervescence et un mouvement expansif, plus ou
moins violent, qui congestionne, encombre les vaisseaux capillaires sanguins, en entrave la circulation
et y détermine, par suite, cet état de tension organique qui produit la dilatation et la rigidité de la fibre.

De là cette injection vive et rosée de toute la peau,
avec un certain gonflement; cet état vultueux de la
face; cette céphalalgie avec pression expansive, pesanteur, plénitude, forte chaleur et parfois bouillon-
nement dans la tête; cette plénitude, cette dureté et
cette rondeur du pouls; cette rougeur brûlante des
lèvres avec soif; cette agitation et cette impatience
physiques jointes à de l'oppression dans les forces et
à une sensation d'alourdissement et de pesanteur du
corps avec besoin de repos;

Ce penchant irrésistible à se coucher; cette envie
excessive de dormir, avec réveil au moindre bruit;
cette insomnie opiniâtre avec grand accablement; ce
sommeil plein de rêves vifs, confus, de paroles, de
mouvements et d'agitation; ces réveils en sur-
saut, etc.;

Cette vive anxiété morale avec plaintes et repro-
ches; cette activité de l'imagination; cette impatience
du moindre bruit, qui est insupportable; ces mouvements brusques de colère; ces alternatives de tristesse
et de gaieté, d'affaissement et d'excitation, de crainte

et d'espérance, de rires et de pleurs ; cette instabilité des idées ; ces désespoirs de guérir ; cette appréhension d'une mort prochaine, etc. ;

Tous caractères généraux propres à l'action pathogénétique de l'aconit.

Une chose importante dans les effets de l'aconit sur l'économie vivante est son mode d'influencer, bien qu'indirectement, les systèmes gastrique et nerveux.

Le centre gastrique (l'estomac) est aussi le vrai centre d'où part le travail fébrile général : Point de fièvre dont l'estomac, comme premier agent des sympathies vitales, ne soit non-seulement complice, mais le principal acteur. Par conséquent, la fièvre franchement sanguine-inflammatoire, due à l'action pathogénétique de l'aconit, a aussi son point d'impulsion au centre gastrique. Or, que le sujet, où ce molimen sanguin-fébrile a lieu, ait le tempérament gastrique et la prédisposition à une hypersécrétion biliaire, ce molimen s'accompagnera presque toujours d'envies de vomir, de vomissements de bile et parfois même d'ictère. Voici pourquoi, parmi les symptômes du centre gastrique dus à l'aconit, les nausées et les vomissements bilieux tiennent une grande place et s'accompagnent de symptômes moraux qui y correspondent.

Mais il est à remarquer que les vomissements muqueux, les vomissements de sang, y jouent un rôle

non moins considérable, suivant que le tempérament
du sujet est ou lymphatique ou sanguin; ce qui
prouve, dans tous les cas, la haute importance de
l'estomac, aussi bien dans la fièvre inflammatoire
que dans tout autre.

Le centre nerveux proprement dit (le cerveau) reçoit également une modification puissante de l'état du
sang, tellement que le moindre trouble de ce dernier
y retentit aussitôt; et le mal de tête est l'un des premiers et principaux indices de l'émotion du système
sanguin. D'où il suit que l'un des symptômes les plus
notables de l'aconit est la congestion sanguine à la
tête, avec chaleur, ébullition du sang et rougeur vive
de la face. De là tous les phénomènes nerveux et moraux correspondants, dus à l'action de ce medicament,
chez les sujets où se prononce le tempérament nerveux
proprement dit : secousses dans les membres, convulsions, contractions du corps avec cris, grincements de
dents et hoquet, tétanos; sursauts pendant le sommeil, rêves avec une sorte de clairvoyance, somnam-
bulisme, délire nocturne, frayeurs, disposition à s'en-
fuir de son lit.

Quant au système lymphatique, il est, de tous les
grands systèmes organiques élémentaires, le moins
atteint même indirectement par l'aconit. Cependant,
cet agent peut y développer aussi des congestions sanguines inflammatoires dans les sujets prédisposés :
telles les phlegmasies aiguës des plèvres et des

10

autres membranes séreuses, les douleurs articulaires dues à l'inflammation des tissus blancs qui enveloppent les articulations (rhumatisme aigu), etc.

La fièvre que provoque l'aconit a le caractère inflammatoire : elle débute souvent par un froid intense, avec ou sans tremblement.

Les douleurs qu'il fait naître sont pressives, expansives, lancinantes.

L'état des forces est l'excitation jointe à l'alourdissement : on ne peut s'empêcher de remuer, et cependant on ne se trouve bien que couché, par suite d'une sensation de grande pesanteur dans les membres et dans tout le corps.

Suivant cet exposé très-général de l'action pathogénétique de l'aconit sur l'homme sain, les symptômes d'expansion et d'effervescence sanguines priment sur les autres; en sorte que les phénomènes gastriques ou nerveux qui s'y trouvent entremêlés en grand nombre ne sont point du tout indépendants de l'état d'expansion, d'effervescence, de chaleur exagérée du sang que l'aconit provoque, cet état ne se traduisît-il que par la dureté et la rondeur du pouls. Aussi, qu'on emploie l'aconit sur un malade où, malgré l'analogie très-exacte en apparence, des symptômes nerveux, bilieux ou autres avec ceux de ce médicament, il n'existe point d'ébranlement tout spécial du système sanguin, on n'en obtiendra pas d'effet curatif. — Que, bien au contraire, un symptôme d'effervescence, d'expansion et d'excès de chaleur du sang, existe seul et primitif, bien franc, bien pur, l'aconit sera le remède par excellence ; il guérira toujours.

Il peut aussi combattre avec succès les phénomènes sanguins-inflammatoires, même secondaires, partout où ils se produisent ; mais ceux-ci céderont seuls à son action, dans l'ensemble des symptômes, dont ils ne sont qu'une part en quelque sorte accessoire ; les autres persisteront. Il n'en est pas moins vrai que, même à cette condition, l'aconit rend souvent de très-grands services en empêchant l'élément sanguin-inflammatoire de compliquer la maladie.

La durée d'action de l'aconit est courte ; elle ne se prolonge pas au delà de quarante-huit heures.

« Quoique, en raison de cette courte durée, dit « Hahnemann, il paraisse ne pouvoir être utile que « dans des cas aigus, cependant il n'en est pas moins « un remède indispensable dans les affections chro-« niques les plus opiniâtres, dans celles où l'état du « corps réclame une diminution de la rigidité de la « fibre. »

Hahnemann, toujours en recommandant une grande analogie entre les symptômes de la maladie et ceux du remède, conseille l'emploi de l'aconit : « dans les fièvres inflammatoires pures, dans la rougeole, dans le

pourpre miliaire, dans les fièvres inflammatoires avec
pleurésie, dans le croup, dans plusieurs espèces d'angines, de même que dans les inflammations locales
des autres parties du corps, là surtout où, avec de la
soif et un pouls dur et fréquent, on rencontre une impatience inquiète, une agitation que rien ne peut
calmer et une jecticulation semblable à celle que produit l'action de l'aconit; enfin, dans les hémorragies
aiguës qu'on dit actives (c'est-à-dire avec ébullition
du sang).

« Il engendre tous les états morbides qui se manifestent chez les personnes dont le moral a été ébranlé
par la frayeur jointe à l'indignation, et il est aussi le
plus sûr moyen de les guérir rapidement, aussi bien
que les suites de la frayeur ou des contrariétés que les
femmes ont pu éprouver pendant leurs règles.

« Chaque fois qu'on choisit l'aconit à titre de remède homœopathique, il faut surtout avoir égard aux
symptômes moraux et veiller à ce qu'ils ressemblent
bien aux siens.

« Les acides végétaux et le vin détruisent les effets
de l'aconit. »

BELLADONA.

L'action de cet agent pathogénétique affecte spécialement le système nerveux.

Elle n'atteint les autres grands systèmes organiques élémentaires, sanguin, gastrique et lymphatique, que sous la dépendance de ce premier grand système.

Par conséquent, tout symptôme dû à la belladone tient toujours, par un point supérieur, au système nerveux.

Remarquons, à cet égard, que cette substance, dans ses effets pathogénétiques, présente, sous un mode spécial, tous les degrés de la lésion vitale nerveuse : depuis la douleur la plus excessive jusqu'à la perte de la sensibilité ; depuis le désordre des forces le plus violent jusqu'à leur dépression complète ; depuis l'altération et même l'aberration la plus déréglée des fonctions jusqu'à l'extinction de ces dernières ; depuis l'inflammation très-aiguë simple jusqu'à l'inflammation maligne, et même jusqu'à la gangrène.

Il faut observer cependant que les symptômes de dépression complète des forces, de perte de la sensibilité, d'extinction des fonctions, de gangrène, sont des effets de l'empoisonnement proprement dit par la belladone, et qu'en réalité ces effets n'appartiennent point au mode pathogénétique de cette substance, comme agent médicamenteux, mais bien à celui qu'elle a comme agent toxique.

La malignité est un des caractères les plus tranchés de la belladone.

Les modifications qu'elle opère sur l'âme ont une

analogie très-grande avec celles qu'elle imprime à la vie.

Ainsi, nous voyons, d'une part, l'agitation, l'inquiétude, l'anxiété, le délire, la manie, la fureur ; de l'autre, la tristesse, l'accablement moral, l'apathie, l'insouciance, l'hypocondrie, la misanthropie, se succéder ou alterner ensemble.

Les lésions de l'intellect ont lieu par excitation, aberration, hallucination, délire, — extinction de l'esprit, démence, stupidité, — perte de la mémoire ou, au contraire, exaltation de cette faculté.

Les lésions de la volonté et des facultés morales se traduisent en gaieté immodérée, susceptibilité, mauvaise humeur, méchanceté, colère, fureur, rage, impudeur, apathie, indifférence ; — en timidité peureuse, défiance, soupçons, crainte de la mort, — abattement, pleurs, désespoir, lassitude de la vie, penchant au suicide.

Quant aux effets intellectuels et moraux les plus violents dus à l'influence de la belladone, nous ferons la même observation que par rapport aux phénomènes vitaux aussi très-intenses ; ils appartiennent, en général, les uns comme les autres, à l'empoisonnement proprement dit de la belladone.

Les symptômes généraux de cette dernière relatifs aux forces se présentent sous la forme d'agitation, de tremblements, de soubresauts, de roideur, de spas-

mes, de crampes, de convulsions, d'accès tétaniques
et épileptiques; — de fatigue, de lassitude, de pesanteur, d'alourdissement, d'horreur de tout mouvement
et de tout travail, d'évanouissement et de syncope,
d'impossibilité de se mouvoir par faiblesse radicale,
d'incertitude dans les mouvements, de débilité paralytique générale ou partielle, tantôt d'une partie tantôt de l'autre, d'accès de paralysie (paralysies irrégulières du docteur Devay, de Lyon).

Les symptômes de la sensibilité ont tantôt la forme
d'exaltation, au point que tout attouchement est insupportable, de douleurs lancinantes, sécantes, pressives, tensives, tractives, tiraillantes, térébrantes,
tressaillantes, ardentes, de serrement, de constriction
interne ou externe, de griffement, de pincement, de
secousses, de déchirement, d'écartement; tantôt la
forme de sensations simples de surimpressionnabilité de tous les organes, de battements, d'ébranlement, de mouvement comme d'une souris parcourant
les membres, de plénitude, d'engourdissement, de
fourmillement, de relâchement, de dilatation paralytique des sphyncters, d'élargissement des cavités internes, de torpeur, d'insensibilité du côté paralysé.

Les symptômes relatifs au sommeil offrent l'aspect
de bâillements, pandiculations, assoupissement profond; d'agitation, tressaillements, soubresauts des
tendons, en dormant; de visions effrayantes en fer-
mant les yeux pour s'endormir; de rêves pénibles de

voleurs, d'incendies, de meurtres, etc.; d'insomnie par angoisse excessive; de sursauts, de convulsions, de cris, en se réveillant ou qui réveillent; de coma interrompu par des moments de réveil avec regards furieux; de léthargie avec stertoration, de stupeur; d'aggravation de toutes les souffrances pendant le sommeil.

Les symptômes fébriles de la belladone correspondent (en tenant sévèrement compte du mode et de la forme pathogénétiques qui lui sont spéciaux) aux fièvres, soit nerveuses primitives (aiguë ou lente), soit nerveuses inflammatoires, soit nerveuses rhumatismales, soit nerveuses catarrhales, soit nerveuses gastriques (bilieuses, muqueuses), soit au typhus, soit à la scarlatine (dont elle est le spécifique), soit à l'érésipèle, etc.; en outre, aux complications nerveuses des maladies diverses, locales et autres, aiguës et chroniques, quel qu'en soit le siége, etc.

Il suffit, pour s'en convaincre, de comparer la symptomatologie de cette substance aux phénomènes connus de ces affections morbides.

Combien d'autres maladies encore ont ou peuvent avoir des rapports d'analogie spéciale avec la symptomatologie de la belladone:

L'épilepsie, l'hystérie, l'éclampsie, le tétanos et les autres états convulsifs, la rage, l'imbécillité, le délirium tremens, les aliénations mentales, l'apoplexie

et la paralysie partielle ou générale, régulière ou irrégulière, le coma ou la léthargie avec soubresauts des
tendons; — la méningite et l'encéphalite, l'hydrocéphale aiguë, la prosopalgie, la faiblesse de la vue, la
sensibilité excessive ou la dureté de l'ouïe, la diminution ou l'exaltation de l'odorat, la dépravation ou la
perte du goût, le phlegmon du nez, l'érésipèle de la
face, la dentition difficile, l'inflammation de la langue, les angines phlegmoneuses avec difficulté d'a-
valer les liquides et surtout la salive, l'aphonie, le
bégayement ou la parole embarrassée, la déglutition
difficile, la gastralgie, l'entéralgie, la métrite et la
métralgie, les maladies des glandes, etc., etc.

Dans toutes ces formes morbides, la belladone affecte
une manière d'agir tout à fait spéciale, dans laquelle
le système nerveux a une prédominance évidente.

En étudiant avec soin la symptomatologie de la belladone, on pourrait se rendre compte que cette substance représente bien mieux les prodromes et la période moyenne que le degré extrême de l'état nerveux
dans les maladies. C'est chose incontestable pour les
prodromes de l'apoplexie et de l'aliénation mentale,
tels que les décrit M. Devay dans un Mémoire récent.
On pourrait montrer aussi que, pour les fièvres ataxi-
ques, il en est de même.

Résumant notre pensée sur l'action pathogénétique
de la belladone, nous dirons qu'elle nous semble se

caractériser, quant à la vie, par la lassitude, la faiblesse, la résolution des forces; — quant à la fibre
vivante, par l'exaltation déréglée, la dépravation de
la tonicité se traduisant en des alternatives de rigidité
et de relâchement; en sorte que, si l'on pouvait distinguer les forces du vivant en vitales et en organiques,
on serait fondé à dire que la belladone diminue les
premières et exalte les dernières en désaccordant les
rapports harmoniques qui les unissent entre elles.

Le sexe dont les affections morbides sont le plus en
rapport avec la belladone est le sexe féminin; — l'âge
est l'enfance et l'adolescence.

Hahnemann a proposé la belladone comme préservatif de la scarlatine. L'expérience a confirmé cette
théorie, à tel point qu'en Allemagne l'emploi de
la belladone comme prophylactique de la scarlatine
est une pratique adoptée même par les médecins al-
lopathes. Or, il est à noter ici qu'entre toutes les maladies exanthématiques il n'en est point de plus maligne, de plus insidieuse, à tel point que la malignité
est considérée dans cette maladie comme la règle générale.

La durée d'action de cette substance est de trois
semaines et au delà.

Le vinaigre en exagère les effets.

L'opium en apaise les accidents paralytiques et les
douleurs du ventre, ainsi que la somnolence.

La jusquiame dissipe les symptômes de stupeur, d'aliénation mentale et comme de rage qu'elle provoque.

L'ivresse cède au vin.

La pulsatille fait cesser les envies de pleurer avec froid et mal de tête.

La surexcitabilité et les spasmes tétaniques, suite d'empoisonnement par les baies de cette plante, sont calmés par de fortes doses de café noir.

NUX VOMICA.

Cette substance modifie spécialement le système gastrique.

Son influence sur les autres grands systèmes organiques élémentaires se rattache toujours, de près ou de loin, à la manière dont elle affecte d'abord ce premier système.

L'estomac, comme centre des sympathies vitales, transmet de toutes parts les modifications qui, lui étant primitivement étrangères, n'agissent sur lui qu'à cause de son rôle supérieur dans l'organisme vivant. Comment ne transmettrait il pas, à plus forte raison, les influences et modifications qui lui sont spéciales, avec les autres organes gastriques, le foie, le pancréas, etc., et ne leur donnerait-il pas un mode particulier qui en soit l'indice?

De là vient que la noix vomique, modificateur spécial du système gastrique, ne développe point de sym-

ptômes qui ne cachent quelque reflet de ce système ;
en ce sens que les maladies, où ce dernier n'est pas
spécialement atteint, ne sauraient avoir la noix vomique pour remède, — tandis que, un symptôme ou un
appareil de symptômes gastriques même secondaire
existant dans une maladie, ce médicament pourra,
tout en n'étant pas le remède propre à cette dernière, faire cesser la complication gastrique, le reste
de la maladie persistant.

Son action sur l'âme est déprimante des facultés de
l'intellect, qu'elle rend inapte à la réflexion et sujet
à l'erreur.

Elle frappe la volonté de faiblesse contre elle-même
et d'opiniâtreté à l'égard des autres. De là le découragement, la tristesse, le désespoir, l'amour de la solitude, la misanthropie, l'hypocondrie, la méchanceté,
la jalousie, le dépit, la colère.

La physionomie gastrique des symptômes de la noix
vomique affecte encore une forme toute spéciale suivant qu'elle modifie secondairement tel ou tel des
systèmes nerveux, sanguin, lymphatique.

Ainsi, les symptômes du système nerveux, en ce
qui tient au mouvement, ont surtout la forme du
spasme fixe : crampes, contractures musculaires, tiraillement avec torpeur et immobilité dans les membres, roideur paralytique des membres inférieurs,
paralysie constrictive des sphyncters de la vessie, de

l'anus ; douleur crampoïdes à l'estomac et à l'épigastre pouvant aller jusqu'à produire l'apoplexie cérébrale et la paralysie, suites de l'état gastrique.

En ce qui touche à la sensibilité, les symptômes de cette substance se présentent sous l'aspect de déchirement, d'écorchure, de sécheresse et d'ardeur internes, de vulsion, de pression, de constriction douloureuses, de courbature générale, de fourmillement des parties externes, d'engourdissement et de torpeur, de chatouillement interne, etc.

Les symptômes du système sanguin développés par la noix vomique semblent se borner à la lésion de la circulation abdominale. La veine-porte, les artères et les veines hémorroïdales sont puissamment modifiées par cet agent. Là est en général le point de départ ou d'impulsion des fluxions ou raptus sanguins qu'il excite vers la tête ou ailleurs.

Les symptômes du système lymphatique sont peu nombreux. Cependant ce médicament a été quelquefois utile dans l'hydrothorax, ce qui prouverait que cette maladie peut être la conséquence d'une lésion primitivement gastrique.

L'action de la noix vomique sur les forces est l'engourdissement, la lassitude, la pesanteur, joints souvent à quelque chose de spasmodique, à une certaine roideur ou constriction générale ou locale.

Son influence sur les tissus développe la rigidité

de la fibre par sécheresse, ce qui la différencie de la rigidité de la fibre produite par l'aconit, qui est par gonflement fluxionnaire des vaisseaux capillaires sanguins.

Son action sur le sommeil est caractérisée par une grande envie de dormir, surtout le matin en se levant, après les repas et le soir de bonne heure, souvent avec insomnie la nuit; rêvasseries pleines de trouble et d'agitation, de gémissements, de lamentations, de terreurs; au réveil, le matin, douleur de meurtrissure dans tous les membres, grande lassitude, besoin de rester couché, pandiculations et bâillements, etc.

Les états fébriles qui se rapportent à cet agent médicamenteux sont, dans le mode qui lui est propre, les fièvres catarrhales simples, les fièvres bilieuses, les fièvres intermittentes avec symptômes gastriques, de type quotidien ou autres.

Les autres états morbides généraux qui entrent dans la spécialité pathogénétique de cette substance sont des états correspondants aux souffrances par abus de café, de vin et autres spiritueux ou narcotiques; aux suites d'un refroidissement, d'une colère, d'un excès d'étude, de veilles, d'une vie trop sédentaire; aux états morbides particuliers aux sujets ardents, vifs, actifs, de teint brun et pâle, ou brun et coloré, de tempérament gastrique pur, ou gastrique sanguin, ou gastrique nerveux; aux affections gastriques aiguës ou chroniques; aux constipations opi-

niâtres; au ténesme vésical; aux symptômes précurseurs des crises dans les maladies fébriles; aux maux
ou maladies dont l'exacerbation a lieu le matin et où
le malade se réveille plus fatigué qu'en se couchant;
aux affections où les muqueuses, soit nasale, buccale
ou autres présentent un état de sécheresse se mani-
festant par le coryza sec, par la bouche sèche avec
soif, par la toux sèche, par la constipation, par la
dysurie avec ardeur, par de l'ardeur et de l'aridité
dans les organes séxuels; aux douleurs ou roideurs
articulaires, etc., etc.; — tous états ou affections
morbides qui sont sous l'empire d'une lésion conco-
mitante et primitive du système gastrique.

Le sexe dont les maladies semblent le mieux correspondre à l'action de la noix vomique est le sexe
masculin; — l'âge est l'âge viril.

Nous lisons dans la *Matière médicale* de Hahnemann les considérations suivantes sur l'action thérapeutique de cette substance :

« Si les règles ont coutume d'anticiper de quelques
jours ou de couler avec trop grande abondance, les
accidents qui restent après, ou qu'elles provoquent,
sont parfaitement appropriés à la noix vomique.

« Ce médicament, donné quelques heures avant
qu'on se mette au lit, agit d'une manière plus douce
que quand on le fait prendre à toute autre époque de

la journée. Il faut cependant excepter le cas d'une nécessité pressante. C'est surtout chez les personnes
très-sensibles qu'il nuit, lorsqu'on l'administre le matin à jeun, parce que les symptômes les plus nombreux et les plus intenses se manifestent surtout le
matin, aussitôt après le réveil.

« Après cette circonstance, celle dans laquelle la
noix vomique développe le plus ses effets, c'est le
temps qui succède de près ou immédiatement aux
repas et celui où la tête est fortement occupée, de
sorte qu'on aurait tort de la donner aussitôt après que
le sujet a mangé, et qu'il importe aussi qu'après l'a-
voir prise (précaution applicable du reste à tous les
médicaments) celui-ci ne se livre point aux travaux
de cabinet, à la méditation, à la déclamation, à la
lecture, à l'action d'écrire. Il faut attendre au moins
une couple d'heures, si l'on veut éviter que ses effets
ne prennent une direction fausse ou nuisible.

« Parmi les maladies contre lesquelles la noix vomique déploie de l'efficacité, on distingue entre autres
beaucoup d'affections chroniques, celles qui naissent
de l'abus des spiritueux, du café, des travaux litté-
raires prolongés. Elle convient aussi dans plusieurs
maladies épidémiques et autres fièvres aiguës, celles
principalement dans lesquelles le froid est précédé ou
accompagné de chaleur.

« Il lui arrive souvent de faire cesser les accidents
graves qui dépendent d'un refroidissement.

« Elle convient surtout, lorsque l'état du malade est plus grave dans la matinée qu'à toute autre époque de la journée, et quand, s'éveillant dès trois heures du matin, il ne peut se rendormir à cause des idées qui viennent en foule assiéger son esprit, jusqu'au point du jour où il tombe involontairement dans un sommeil plein de rêves graves, d'où il sort plus fatigué qu'en se couchant, avec peu de disposition à se lever. Elle convient de même à ceux qui, plusieurs heures avant de se coucher, ne peuvent résister au sommeil et s'endorment même sur une chaise.

« On remédie aux inconvénients de la noix vomique donnée à trop forte dose, au moyen d'un peu de vin ou d'eau-de-vie ou de camphre. Du reste, on peut employer le café contre le mal de tête et le défaut d'appétit qu'elle provoque, l'aconit contre l'excès de sensibilité et l'asthme, la coque du Levant contre les accidents paralytiques, la camomille contre la morosité et la propension à se fâcher. »

BRYONIA ALBA.

Cette substance modifie spécialement les systèmes lymphatique et sanguin, dans la forme aiguë, soit congestive simple, soit inflammatoire.

Son action sur les systèmes nerveux et gastrique est tout à fait secondaire.

La vérité de ces deux propositions se déduit de l'é-
tude des symptômes principaux de la pathogénésie,
ceux qui déterminent la sphère d'action de cette substance, tant sur les organes que sur les facultés de
l'âme.

Or, cette sphère d'action semble se concentrer sur
le tissu cellulaire, soit ambiant et amorphe, soit à
l'état et sous la forme de derme, de tendons, de ligaments articulaires, de synoviales, de membranes séreuses (les plèvres, le péritoine, les méninges, le pé-
ricarde), de membranes muqueuses (oculaire, nasale,
bronchique, gastro-intestinale, utérine, etc.), de glandes (les ganglions lymphatiques du cou et des autres
parties du corps, les glandes salivaires, le foie, le
pancréas, les reins), etc. Dans tous ces organes, les
symptômes de la bryone ont le caractère plus ou moins
tranché, mais réel, de congestion sanguine, avec ou
sans inflammation.

Ainsi, la peau présente des gonflements inflammatoires et érésipélateux, surtout autour des articulations, des éruptions ortiées et phlycténoïdes avec démangeaison brûlante, des pétéchies, des tuméfactions
rouges violacées ayant l'aspect d'engelures, etc.

Les grandes et petites articulations sont le siége de
douleurs comme de rhumatisme aigu, élançantes,
tiraillantes, tensives, accrues soit pendant le mouvement, si celui-ci augmente la compression ou le tiraillement du point lésé, soit dans la situation couchée

ou assise, si c'est cette dernière qui les augmente.

Un des caractères spéciaux à l'action de la bryone est que la pression sur la partie malade, sous quelque forme qu'elle ait lieu, par le toucher ou autrement, y excite de vifs élancements, parfois insupportables.

La lésion des membranes séreuses est congestive et même inflammatoire. De là, les points pleurétiques, péricardiques, péritonéaux, les élancements dans les méninges, et les phénomènes souvent inflammatoires qui les accompagnent.

Les membranes muqueuses offrent les symptômes suivants : — Pour les yeux, la rougeur et l'inflammation de la conjonctive, et parfois l'abcès de l'angle interne. — Pour le nez, un gonflement très-douloureux au toucher, la congestion et l'inflammation de la muqueuse nasale : aussi se produit-il de fréquentes épistaxis, des coryzas avec mal de tête lancinant et sensation comme si tout allait sortir par le front en se baissant. — Pour les bronches, toux parfois avec élancements dans la tête comme si elle allait se briser, avec douleur lancinante au côté, au creux de l'estomac et aux hypocondres, tantôt sèche, crampoïde, suffocante, tantôt avec expectoration jaunâtre ou glaireuse et striée de sang.—Pour l'estomac, renvois amers ou aigres, ou avec goût des aliments ; accumulation de gaz ; régurgitation des aliments qui sont incommodes ; envies de vomir après avoir mangé, même avec plaisir ; vomissement de glaires, de bile, de sang, des aliments ; gonflement de l'estomac. — Pour l'intestin, borborygmes dans le ventre ; coliques venteuses ; grippements et pincements dans le bas-ventre et à la région ombilicale ; constipation opiniâtre, parfois diarrhée. — Pour l'utérus, symptômes de métrorragie ; règles supprimées ou trop hâtives ; spasmes utérins.

Les phénomènes pathogénétiques des glandes sont :

Le gonflement des ganglions du cou et du visage ; — la fluxion, l'inflammation et le gonflement de la couche superficielle du foie, avec élancements, douleurs tensives et brûlantes, surtout en respirant, en toussant et au contact, souvent ictère ; — des douleurs rénales avec hypersécrétion ou rareté des urines.

Il est aisé de voir que, dans la plupart des symptômes sus-relatés, les systèmes lymphatique et sanguin prédominent ensemble.

Quant aux nuances qui dans ces effets de la bryone tiennent du système nerveux, elles caractérisent parfaitement l'un des modes d'agir de cette substance, quand même elles n'ont rien de primitif ni même de spontané : partout, en effet, où apparaît la douleur, elle est toujours consécutive soit au contact, soit à la pression, soit au tiraillement, soit au mouvement de la partie ou de l'organe malade.

Les phénomènes gastriques qu'éveille ce médicament sous la forme de vomissements de bile et d'ictère tiennent à la lésion inflammatoire de la surface

externe et superficielle du foie, lésion qui peut aussi
atteindre le péritoine : par l'irradiation du réseau cellulaire, l'irritation se communique à l'intérieur de
l'organe, en trouble la fonction, et désaccorde la sécrétion biliaire.

L'action de la bryone sur l'intellect et le moral est
caractérisée par le manque de mémoire, l'absence de
l'esprit, l'étourdissement, la suractivité, le délire ; —
et par l'anxiété et la crainte de l'avenir, le désespoir
de guérir et l'appréhension de la mort, le découragement, l'irascibilité et l'emportement, l'impatience de
sa maladie.

Si, d'après les considérations générales qui précèdent, nous essayons de préciser les cas morbides dans
lesquels la bryone peut convenir, — cela sous toutes ré-
serves, par rapport à l'analogie des symptômes,—nous
trouvons qu'elle doit être souvent utile dans les prodromes et dans la première période de la méningite
aiguë, soit essentielle, soit rhumatismale, soit goutteuse ; dans la pleurodinie et dans la pleurésie ; dans
la pleuropneumonie ; dans la bronchite aiguë ; dans les
premiers symptômes de la péritonite aiguë ; dans le
rhumatisme articulaire ; dans la goutte ; dans l'engorgement des glandes ; dans l'ictère, suite de l'inflammation de la couche sous péritonéale du foie, etc., etc.

« On peut remarquer pendant une quinzaine de

jours, dit Hahnemann, les effets d'une dose un peu forte de cette substance.

« Il se présente des cas où la bryone, choisie très-homœopathiquement et donnée en une seule dose, ne produit pas dans les vingt-quatre heures les effets qu'on attend d'elle. Dans ces cas, une seconde dose, administrée au bout de vingt-quatre heures, procure l'amélioration.

« Lorsque ce médicament n'est point parfaitement homœopathique, les effets d'aggravation qu'il provoque sont en général supprimés par le rhus toxicodendron ou par le camphre. » Ajoutons que l'aconit fait cesser les phénomènes inflammatoires dus à l'excès d'action de la bryone. La camomille calme les symptômes abdominaux; la noix vomique les symptômes de l'estomac, des selles, des urines; l'ignatia les symptômes nerveux, surtout les spasmes utérins.

PULSATILLA NIGRICANS.

Ce médicament agit primitivement sur les systèmes sanguin et nerveux, et secondairement sur les autres systèmes organiques élémentaires, suscitant ainsi dans l'économie une sorte de tempérament morbide sanguin nerveux.

L'action de la pulsatille se caractérise par la fluxion sanguine pure, sans augmentation de chaleur au début, et avec relâchement des tissus compromis. Ceux-ci perdant leur cohésion se gorgent plus ou moins de sang, comme dans les tumeurs variqueuses et dans les gonflements analogues aux engelures.

Les tissus étant ainsi fluxionnés, la présence du fluide accumulé ne tarde pas à leur devenir incommode. Alors commence un travail d'élimination qui peut être ou de simple résolution, ou de métaptose, ou de métastase, ou d'hémorragie, ou d'inflammation, tous états qui sont consécutifs de la fluxion proprement dite et caractéristiques de la pulsatille.

Quand l'inflammation a lieu, elle peut atteindre le premier degré de la suppuration ; rarement elle le dépasse ; il y a plutôt sensation apparente que réalité d'abcès. Presque toujours la résolution ou la métaptose a lieu avant que cet effet se produise.

La fluxion due à la pulsatille est rapide, mobile, erratique, et affecte souvent les apparences du rhumatisme vague.

L'utérus est l'un des organes spéciaux à cette fluxion, qui alors se termine fréquemment ou par l'hémorragie et produit la métrorragie, ou par résolution brusque, ou par métaptose, ou par métastase, et produit le retard, ou la diminution, ou la suppression des règles.

La forme de raptus fluxionnaire brusque et mobile du sang, caractéristique de la pulsatille, en fait un agent puissant dans l'hystérie avec excès, ou diminution, ou suppression du flux menstruel, effets divers d'une excitation spéciale et déréglée du système nerveux. Ainsi, l'excès de menstruation agit sur les nerfs par l'appauvrissement du fluide qui leur sert de frein (*sanguis frenat nervos*) ; — comme la diminution ou la suppression de cette fonction, jointe au caractère de mobilité fluxionnaire, porte dans le sang un désaccord qui doit aussi désaccorder le système nerveux, toujours d'après le même axiome : *sanguis frenat nervos*.

On comprend dès lors que la pulsatille doit être un moyen de médication très-utile dans l'établissement difficile, dans la suppression et dans la cessation des règles.

L'action de cette substance atteint tout le système sanguin. Cependant elle semble exercer une espèce d'élection sur les vaisseaux capillaires et sur les veines. Aussi rend-elle de grands services dans ces fluxions sanguines qui se font brusquement à la peau et qu'on appelle vulgairement des coups de sang, et dans les dilatations variqueuses des veines, qu'elle guérit presque toujours, à elle seule, quand elles sont récentes.

La fluxion due à la pulsatille a-t-elle lieu sur le système gastrique : — Produite sans inflammation au moins primitive, elle provoque une sorte d'engouement de l'estomac, qui, fonctionnant mal, ne met pas à profit les fluides bilieux et autres qui lui arrivent de toutes parts, et ne tarde pas à en être surchargé. De là les dégoûts, le manque d'appétit, l'amertume ou l'aigreur de la bouche, les rapports amers ou avec la saveur des aliments après le repas, l'afflux d'eau nauséeuse de l'estomac, les envies de vomir, les régurgitations ou vomissements d'aliments ou de matières verdâtres, muqueuses, acides, ou bilieuses et amères, et enfin la sensation de dérangement digestif semblable à celui que causerait la viande de porc ou les pâtisseries grasses.

Que si la fluxion sanguine suscitée par l'action de la pulsatille se fait sur le système lymphatique, alors on remarque le gonflement des glandes sous-maxillaires, celui des petites glandes bronchiques produisant une toux sèche avec sensation d'aridité douloureuse dans la poitrine, les douleurs erratiques des articulations avec ou sans gonflement (rhumatisme vague), enfin l'hypersécrétion des membranes muqueuses des yeux, des oreilles, du nez, de la bouche, des bronches, de l'estomac et des intestins, des organes génito-urinaires.

Les symptômes de l'âme produits par la pulsatille sont :

Pour l'intellect, une grande affluence d'idées ; des distractions ; le manque de mémoire ; la difficulté à s'exprimer correctement, et l'omission de mots ou de lettres en écrivant ; des idées fixes ; des divagations nocturnes ; des visions effrayantes, etc.

Pour le moral, des rires et des pleurs involontaires ; de la mélancolie, de la tristesse ; du découragement ; de la méfiance, une folie taciturne avec soupirs : on

reste parfois assis longtemps, immobile et les mains
jointes ; désespoir du salut éternel ; caractère secrè-
tement envieux, rapportant tout à soi ; humeur capricieuse avec désir tantôt de ceci, tantôt de cela, etc.

Quant aux autres caractères (comme idiosyncrasiques) de son action sur l'homme sain, nous ne saurions
mieux faire que de rapporter ici les annotations de
Hahnemann sur la symptomatologie de cette substance :

« L'emploi médicinal de la pulsatille sera d'autant
plus salutaire, que, dans les maux auxquels cette
plante convient, sous le rapport des accidents corpo-
rels, il y aura en même temps mauvaise disposition de
l'esprit et propension au chagrin tranquille ou, du
moins, à la douceur et à la résignation, surtout si,
pendant ses jours de santé, le malade était bienveil-
lant et doux. Elle convient donc principalement aux
complexions lymphatiques, et, par conséquent, est peu
appropriée aux hommes prompts à prendre leur parti
et précipités dans leurs mouvements, même lorsqu'ils paraissent portés à la bienveillance.

« Ce qu'il y a de plus favorable, c'est que le malade se sente de temps en temps quelque disposition à
être frileux et qu'il n'éprouve pas de soif.

« La pulsatille convient chez les femmes, surtout
quand leurs règles ont coutume de retarder de quelque
temps, de même aussi lorsqu'elles sont obligées d'attendre longtemps le soir, avant que le sommeil les gagne,

et quand c'est le soir qu'elles se trouvent le plus mal.

« Elle sert dans les accidents provenant de l'usage de la viande de porc.

« L'un des effets ordinaires de ce médicament est que les accidents se calment au grand air et se renouvellent dans la situation assise ou pendant le repos. L'effet contraire est rare, et, quand il a lieu, il alterne avec le précédent.

« L'apparition des symptômes d'un seul côté du corps est un effet fréquent de la pulsatille. Le rhus, la belladone, la coque du Levant, produisent quelque chose de semblable.

« La pression du dehors produit souvent la diminution des douleurs.

« L'excitation des symptômes de cette substance, pendant le décubitus-horizontal, en se mettant sur le séant, en se levant après avoir été assis, en marchant et en restant debout, constitue autant d'effets alternants divers, qui tous appartiennent à l'action primitive, mais qui diffèrent beaucoup de valeur. Ordinairement, les symptômes qui surviennent en se tenant couché tranquillement sur le dos s'apaisent en se mettant sur son séant ; le cas inverse est rare ; souvent les symptômes produits par la pulsatille, pendant la situation assise en repos, sont calmés ou dissipés par l'action de se mouvoir et de marcher peu à peu ; l'inverse est rare. Cependant l'action de se lever, avant d'entrer en marche, provoque ordinairement des accidents d'autant plus nombreux et plus forts que la situation assise a duré plus longtemps, de même que le mouvement prolongé et vif ne produit pas moins que la situation assise prolongée des symptômes qui, toutefois, ne deviennent communément bien appréciables que quand on rentre en repos et qu'on s'asseoit.

« Il est des douleurs et des malaises qui sont moindres dans la nuit et le matin, quand on est couché sur le dos, et qui augmentent ou se renouvellent si l'on se couche sur l'un ou l'autre côté. Cependant il arrive parfois que cet état alterne avec le suivant, à savoir qu'une douleur survenant quand on est couché sur le dos cesse en se couchant sur la partie malade ou, en général, sur le côté.

« La pulsatille provoque des douleurs tiraillantes comme serait une *tension tractive* durant peu, qui, chaque fois, se résout en une vulsion analogue à un tiraillement à peu près comme si un nerf était douloureusement tendu, puis traversé par un coup subit douloureux. De là les expressions de vulsion tiraillante isolée et de vulsion tractive, que l'on rencontre dans la symptomatologie.

« Les douleurs lancinantes sont ordinairement lancinantes et brûlantes.

« Les douleurs çà et là, semblables à celles que produirait un abcès interne, sont surtout propres à la pulsatille, de même que la douleur d'écorchure perceptible, surtout quand on touche à l'organe.

« La principale époque d'apparition des symptômes de cette substance est le soir; viennent ensuite les heures avant minuit (ce qui est très-caractéristique pour l'estomac, pour la toux, etc.). Il est plus rare de les voir paraître l'après-midi, vers quatre heures, et plus rare encore qu'ils se manifestent le matin.

« La plupart des douleurs sont accompagnées de froid ou de sensibilité au froid.

« La fièvre intermittente que la pulsatille peut exciter n'est accompagnée de soif que pendant la chaleur (et non pendant le froid), plus rarement après la chaleur seulement ou avant le froid. La soif manque quand le sujet ne fait qu'éprouver un sentiment de chaleur, sans chaleur appréciable à l'extérieur. Un état alternatif est celui qui consiste en un sentiment de chaleur mêlé d'un sentiment de froid.

Un symptôme qui apparaît souvent le soir, quand il fait sombre, est une sensation douloureuse des articulations des membres, comme au début d'un paroxysme de fièvre intermittente avec grande sensibilité au froid.

« La rougeur, *même des parties froides*, produit de l'action de la pulsatille, indique la faculté qu'a cette substance de provoquer, même sans chaleur, le gonflement des veines; de même que d'autres faits témoignent qu'elle possède aussi celle de faire naître des varices.

« Le battement des artères, sensible à l'extérieur

au contact de la main, est un des effets de cette substance ; — En appliquant la main sur l'estomac, on y
sent le battement des artères ; — céphalalgie avec
sensation de battement des artères dans le cerveau ;
— battement gênant des artères par tout le corps,
qui se fait sentir à la main.

« L'excès de sensibilité des yeux à la lumière constitue un effet alternant avec l'obscurcissement de la
vue. Ce sont là deux effets également importants de
la pulsatille.

« Le matin, après le réveil, et l'après-midi, après
la méridienne, cette substance produit assez souvent
un trouble de la vue semblable à celui qui résulterait
d'un corps pendant sur la cornée ; ce trouble est plus
sensible d'un côté que de l'autre ; il semble que le pré-
tendu corps puisse être enlevé en s'essuyant ; mais
l'effet ne cesse que quand le symptôme disparaît de
lui-même.

« Il est rare (et cet effet n'arrive tout au plus que le
soir ou le matin) que ce médicament produise un goût
amer continuel dans la bouche ; mais on observe très-
souvent, comme effets alternants, soit l'absence de
goût amer dans la bouche, quoiqu'il s'en manifeste
un en buvant ou en mangeant, surtout du pain, soit
la manifestation de ce goût amer seulement après
qu'on a avalé les boissons et les aliments.

« L'amertume et l'acidité du goût et des rapports sont des effets alternants, primitifs tous deux.

« Les rapports ayant le goût et l'odeur des aliments pris auparavant sont un effet beaucoup plus fréquent que les éructations simples.

« Les symptômes nocturnes de la pulsatille affectant le système gastrique sont nombreux : — Envies de vomir pendant le sommeil, l'appétit restant intact; — pendant les règles, nausées la nuit avec serrement de gorge et afflux d'eau à la bouche, etc., etc.

« L'expulsion des selles est difficile, avec pression douloureuse et mal dans le dos. Fréquentes selles molles mêlées de mucosités et parfois d'un peu de sang. Diarrhée verte une ou deux fois la nuit. Avant chaque selle tumulte de vents dans les intestins. Ces sortes de diarrhées sont caractéristiques pour la pulsatille.

« Un symptôme également caractéristique est le ténesme de la vessie, alternant parfois avec l'émission involontaire, goutte à goutte, de l'urine, la nuit.

« La difficulté, le retard ou même la suppression des règles, paraît être un principal effet primitif, et leur apparition avant terme un effet alternant plus rare.

« Les symptômes de toux sèche sont un effet alternant avec ceux de crachats abondants pendant la toux (muqueux, de saveur salée et dégoûtante, ou amers, ou d'un goût empyreumatique brûlant, presque comme le jus de la pipe); cependant l'expectoration abon-

dante semble avoir la prééminence sur la sécheresse
de la toux ; de sorte que les maladies auxquelles convient d'ailleurs la pulsatille sont guéries d'une manière plus facile et plus durable, quand la toux est
accompagnée de beaucoup de crachats que quand
elle est sèche.

« Dans l'état catarrhal des bronches, les glandes
internes de la trachée-artère paraissent être tuméfiées, enflammées et incapables de sécréter le mucus
lubréfiant ordinaire. De là le sentiment de sécheresse,
d'âpreté, d'endolorissement, et la sensation illusoire
comme d'un mucus gluant qui rétrécirait la trachée
sans vouloir se détacher.

« Il appartient en propre à la pulsatille de produire
comme des symptômes d'asthme par des douleurs
siégeant dans d'autres parties que dans celles qui servent à la respiration : aux omoplates, à l'épigastre,
aux hypocondres, au sacrum, au bas-ventre, etc.

« Le tremblement des membres, surtout inférieurs
et dans les genoux, pendant le mouvement, ou plutôt
en se mettant à marcher, lorsqu'on se lève après être
resté longtemps assis, est un symptôme caractéristique de cette substance.

« La lassitude et la faiblesse d'une partie quelconque, causées par la pulsatille, se manifestent, la plupart du temps, sous forme de pesanteur. »

Le sexe dont les maladies se rapportent le mieux à

ce médicament est le sexe féminin ; — l'âge est la puberté, aussi bien que l'âge critique.

Suivant ces données générales, les maladies dans lesquelles l'action de la pulsatille (l'analogie des symptômes étant exacte) peut convenir sont :

Le rhumatisme et l'arthrite fixes ou vagues avec gonflement et vive douleur ; les états nerveux, à la suite de la suppression des règles ou après des métrorragies ; les congestions sanguines à la peau, dites coups de sang ; les varices ; les anévrismes diffus ; la chlorose ; la rougeole (dont l'éruption par plaques a tous les caractères de petites extravasations sanguines) ; les maladies causées par la répercussion de cette éruption ; le purpura hémorragica ; les vibices ; les maladies causées par l'abus de la viande de porc ; les engelures ; la fièvre intermittente avec absence de soif pendant le frisson, surtout quand celui-ci est court et que l'accès vient dans la soirée ; l'hystérie due au dérangement des règles, par excès ou par défaut ; les ophthalmies purement congestives, avec ou sans sécrétion muqueuse ; les maladies fluxionnaires de l'oreille, du nez, de la bouche, et les hémorragies, par extravasation, de ces parties ; l'odontalgie fluxionnaire ou rhumatismale, avec douleurs pulsatives et brusquement tiraillantes, se propageant parfois à tout le côté de la face et aggravées, le soir ou la nuit, e à la chaleur du lit, soulagées par l'eau froide ou à l'air frais; l'embarras gastrique et les autres maladies gastrico-muqueuses; les indigestions; les diarrhées muqueuses, suite de l'excès ou de la suppression du flux hémorroïdal; le catarrhe vésical; la dysménorrhée et l'aménorrhée chez les jeunes filles; les métrorragies et les autres accidents de l'âge critique; les douleurs d'enfantement spasmodiques ou le manque de douleurs; les mauvaises positions de l'enfant dans l'utérus, que l'action de la pulsatille arrive à rectifier en produisant la version spontanée; les désordres et même les métrorragies qui précèdent, accompagnent ou suivent l'accouchement; la suppression des lochies; les premières suites du sevrage, etc.

Les antidotes de la pulsatille sont: la camomille, pour combattre la somnolence et la langueur des sens; le café contre l'agitation anxieuse, la propension à verser des larmes, les douleurs vives, etc.; la fève Saint-Ignace et la noix vomique pour les accidents qui leur correspondent.

MERCURIUS SOLUBILIS.

Cet agent modifie spécialement les systèmes lymphatique et nerveux.

Son action atteint tous les organes appartenant au système lymphatique: la peau et ses annexes, les membranes muqueuses, les membranes séreuses, les fibreuses et fibro-séreuses, les aponévroses, les tendons, les ligaments, les synoviales, le périoste et les os, les glandes, les ganglions, les vaisseaux lymphatiques, le tissu cellulaire amorphe et ambiant. Le mode spécial de cette action est d'amoindrir la cohésion de la fibre, de ramollir les tissus, en relâchant les mailles des feuillets cellulaires qui les pénètrent, par l'accumulation des fluides blancs.

L'influence du mercure sur le système nerveux se caractérise par la surexcitabilité de tous les organes ; par une sensibilité excessive à la douleur ; par la résolution des forces radicales, depuis l'engourdissement jusqu'à la paralysie ; et par tous les degrés de spasmes soit cloniques, soit toniques, depuis le tremblement jusqu'à l'épilepsie, depuis la crampe jusqu'au tétanos et à la catalepsie.

Les modifications secondaires que le mercure exerce sur les systèmes sanguin et gastrique ont aussi de l'importance pour bien déterminer le mode d'action pathogénétique de ce médicament.

Ainsi, la fluxion sanguine, même sous forme d'inflammation vive, en est un des symptômes fréquents ; mais cette fluxion simple, comme cette inflammation, a cela de spécial que son activité même affecte, dès le début, une allure incertaine et chronique, par manque de réaction des tissus, ce qui tient évidemment à ce que le système sanguin agit là, non comme étant le principe du mouvement fluxionnaire, mais comme instrument de tel ou tel autre système élémentaire.

Le système gastrique présente aussi un grand nombre de symptômes soit de l'estomac, soit des autres organes de la digestion : aphthes, stomacace, salivation, odontalgie, fluxion, ulcération et décollement des gencives ; inflammation de l'arrière-gorge, du pharynx et de l'œsophage ; dépravation du goût et de l'appétit ; envies de vomir, afflux considérable d'eau nauséabonde à la bouche, vomissements de bile et de mucosités amères, hoquet pendant et après le repas, douleur brûlante, parfois comme ulcérative dans l'estomac ; sensibilité douloureuse de la région hépatique avec élancements, gonflement et dureté du foie, ictère ; ventre douloureux, dur et ballonné, coliques et tranchées violentes, selles diarrhéiques, dysentériques, surtout la nuit, avec ténesme et brûlement à l'anus, évacuation de mucosités sanguinolentes ou de matières corrosives et brûlantes, sortie d'ascarides et de lombrics, etc.

Mais, dans tout cet ensemble de symptômes, le caractère gastrique proprement dit, ce caractère si tranché dans les effets de *nux vomica*, n'existe pas.

Pour bien comprendre le type de la lésion gastrique du mercure, il faut l'étudier dans l'aphthe et dans les selles mucoso-séreuses ou mucoso-sanguinolentes ou vermineuses que provoque cet agent pathogénétique.

Dans le premier (l'aphthe), nous voyons une inflam-

mation circonscrite très-douloureuse et à peine rosée
de la muqueuse buccale ou pharyngienne, dans laquelle le système nerveux provoque l'excès de sensibilité à la douleur, le système lymphatique amène le
fluide séro-muqueux producteur du gonflement, et le
système gastrique fournit le siége du mal.

Dans les selles diarrhéiques ou dysentériques avec
tranchées et parfois inflammation d'entrailles, la douleur appartient à l'ébranlement du système nerveux,
les matières excrétées à l'ébranlement du système
lymphatique, et le siége seul de la lésion médicamenteuse appartient au système gastrique proprement dit.

On pourrait analyser de même tous les autres effets
pathogénétiques que développe le mercure dans ce
dernier système organique élémentaire.

Ce qui semble découler de ces considérations générales, c'est que les phénomènes de congestion, d'inflammation, de douleur, de spasme, de paralysie, etc.,
dus à l'action du mercure, présentent le caractère
tout à fait spécial d'acuité chronique. Ainsi, l'inflammation intense, par son évolution rapide, ne l'est point
ordinairement par la fluxion du sang : la rougeur
n'est pas vive, mais la tumeur gonflée de fluides
blancs est parfois douloureuse à l'excès. Le travail
inflammatoire, d'abord actif dans sa marche, passe à
la suppuration, après quoi il prend une manière
d'être lente et chronique.

Il en est de même des douleurs rhumatismales et

arthritiques dues à cet agent, et à plus forte raison des maladies glandulaires: première évolution vive et rapide, ensuite marche lente; de même aussi des maladies des os; de même des névropathies; de même des maladies des organes des sens; de même des maladies des membranes muqueuses, des séreuses, des séro-muqueuses, des tissus fibreux, etc.; de même des inflammations parenchymateuses, etc.

Un des caractères généraux très-marqués du mercure est que les souffrances s'aggravent, la nuit, par la chaleur du lit, au point de devenir insupportables.

Les symptômes de ce médicament ont de l'analogie avec ceux de la belladone, en ce qui touche au système nerveux; mais ils ont moins d'acuité vive et plus de lenteur à se résoudre.

En ce qui touche au système lymphatique, ils se rapprochent de ceux que développe la bryone; mais, dans la congestion et l'inflammation, le mercure atteint et dépasse rapidement le degré où celle-là s'arrête, pour arriver soit à une accumulation séreuse ou séro-muqueuse, soit à la suppuration, et même à l'ulcération, en détruisant la force tonique des tissus.

Le mercure a aussi une certaine analogie avec l'aconit, par rapport à l'effervescence sanguine; mais celle que semble développer le premier agent est uniquement due à l'appauvrissement du sang qui, d'après l'axiome *sanguis freat nervos*, exalte l'innervation circulatoire et amène une sorte d'effervescence san-

guine comparable à celle qu'on remarque souvent
dans la chlorose.

On croirait encore retrouver dans l'action du mercure la mobilité fluxionnaire de la pulsatille. Mais
cette mobilité, pour le mercure, porte primitivement
sur les systèmes lymphatique et nerveux, et secondairement sur le système sanguin, dont l'impulsion est
tout entière dans la modification des deux premiers,
qui réagissent sur ce dernier et l'ébranlent, tandis
que la mobilité fluxionnaire de la pulsatille est primitivement dans le système sanguin.

La symptomatologie de l'intellect et du moral développée par ce médicament annonce un grand fonds de
faiblesse physique :

On croit perdre l'esprit et la vie, avec illusions de
l'imagination et hallucinations ; inaptitude au travail
de tête ; on dit des absurdités ; on fait des choses
absurdes et insensées ; en se promenant on a envie
de prendre par le nez les gens qu'on rencontre ; aliénation mentale ; symptômes comme de rage.

Agitation morale, anxiété, angoisse, malaise inexprimable, frayeur. On est tourmenté comme si l'on
avait commis un crime ; on n'a pas le courage de
vivre ; indifférence pour tout ; morosité, maussaderie,
colère, défiance, mauvaise humeur insupportable.

Que si nous étudions les effets du mercure du point

de vue de l'intoxication, nous en trouvons des observations remarquables rapportées par Orfila, à l'article
Vapeurs mercurielles. Il cite entre autres le fait suivant :

« Un homme dorait, depuis le matin jusqu'au soir,
dans une chambre assez vaste, mais basse, où il cou-
chait, lui, sa femme et ses enfants. Ayant pris assez
peu de précautions contre les vapeurs mercurielles, il
lui vint d'abord des chancres à la bouche en très-
grande quantité ; son haleine, à cette époque, était
fétide ; il ne pouvait ni avaler, ni parler sans des douleurs effroyables. De pareils accidents, guéris par la
cessation de son ouvrage et les remèdes appropriés,
reparurent trois ou quatre fois de suite, seuls et sans
aucun autre symptôme ; mais bientôt à ce mal se joi-
gnit un tremblement universel très-violent, qui atta-
qua d'abord ses mains, puis tout son corps ; il fut
obligé de rester dans un fauteuil sans pouvoir faire
un pas. Son état était digne de pitié. Agité de mouvements convulsifs perpétuels, il ne pouvait ni parler
ni porter ses mains à sa bouche, sans se frapper lui-
même ; on était obligé de le faire manger, et il n'a-
valait que par une déglutition convulsive qui, cent
fois, manqua le suffoquer. S'étant un peu remis par
le traitement d'un empirique, il est mort d'une frac-
ture au bras, à trois endroits différents, au bout de
quelques années.

« Sa femme eut à peu près les mêmes accidents,
mais beaucoup moins graves dans le commencement.

Elle eut de particulier un ptyalisme continuel qui la
dessécha et la rendit comme un squelette. Dans la
suite, cette malheureuse femme devint asthmatique :
les accès de cette maladie, d'abord éloignés, se rap-
prochèrent de plus en plus ; elle avait un râle continuel, ne crachait ni ne toussait sur la fin de cette maladie, et ne pouvait ni marcher ni se pencher sans
crainte d'être suffoquée. Elle finit par succomber à
cette cruelle maladie, après plus de dix-huit ans de
souffrances. »

C'est assurément à un rapport très-marqué entre
les symptômes dont a été atteint le premier de ces
deux sujets et ceux qu'éprouvait une dame du dépar-
tement de la Nièvre, à laquelle donna des soins le
docteur Gastier, que fut due, il y a environ dix ans,
la guérison de cette dernière par l'emploi du mercure soluble (30ᵉ dilution). Une seule dose de ce remède suffit à produire cette cure.

Or, cette dame présentait, avec une prosopalgie des
plus cruelles, un tremblement continuel des membres supérieurs et inférieurs, des mouvements convulsifs et continuels de la mâchoire inférieure, des
spasmes de la gorge et de l'œsophage tels, qu'elle ne
pouvait avaler les aliments que par des efforts convulsifs de déglutition. Quand se produisit graduellement tout cet appareil de symptômes, elle était depuis
longtemps retenue fixée dans un fauteuil par une paralysie des membres inférieurs. Celle-ci ne céda pas

à l'action curative du mercure ; mais le tremblement continuel, l'état convulsif de la mâchoire, les spasmes de la gorge et de l'œsophage, l'impossibilité de déglutition volontaire et la prosopalgie, furent guéris par ce médicament.

Dans les cas où les effets de l'intoxication mercurielle sont moins graves et moins manifestes, ils peuvent, par une incitation prolongée, attaquer les forces radicales de l'économie vivante, relâcher profondément les forces toniques, et, livrant les tissus à la prédominance continue des fluides blancs, faire régner le système lymphatique au point d'altérer, avec le temps, le tempérament du sujet et le changer en tempérament lymphatique plus ou moins pur. On comprend cela, quand on observe que, sous l'influence de cet agent, les membranes muqueuses sécrètent bien moins des mucosités qu'un liquide mucoso-séreux ; que l'exhalation des membranes séreuses s'accroît et tend à se condenser en épanchement de sérosité ; que le sang contient plus de sérum et moins de principes colorants et de fibrine qu'à l'état normal ; que les muscles perdent leur cohésion et leur force contractile, et s'étiolent ; que la peau n'a plus sa coloration habituelle et devient pâle et blême ; que les glandes sont encombrées de fluides ; que la nutrition des tissus fibreux, du périoste et des os, s'altère et se déprave, etc., etc. ; que le système nerveux privé de son frein naturel, la vigueur du sang, se dérègle et ac-

quiert une impressionnabilité excessive, condition
qui, aux divers caractères du tempérament lymphatique, peut ajouter celui du tempérament nerveux.

On trouve un exemple d'une telle transformation
en tempérament lymphatique d'un beau tempérament
sanguin, par l'influence prolongée du mercure, dans
l'*Essai sur la nature des maladies*, par M. Gastier,
page 332.

Il n'est point d'organe, au sein de l'économie vivante, qui ne soit susceptible de l'influence du mercure, parce qu'il n'en est point où le tissu cellulaire
ne pénètre comme lien des tissus ; mais il en est pour
lesquels cette influence a une spécialité beaucoup
plus grande.

Parmi ceux-ci, nous avons indiqué la peau, les
membranes muqueuses, séreuses, fibreuses et fibro-
séreuses, les aponévroses, tendons, ligaments, etc.,
les os, les glandes, etc., etc. Nous désignerons, en
outre, les yeux, le nez, les gencives, les dents, la
voûte et le voile du palais, les glandes salivaires, la
luette, le pharynx, les amygdales, les piliers du voile
du palais, le larynx et les cordes vocales, le parenchyme pulmonaire, les organes génito-urinaires, les
articulations, etc., etc.

Les maladies dans lesquelles, d'après les données
générales qui précèdent, toujours en tenant un compte

sévère de l'analogie des symptômes, le mercure soluble convient, semblent être :

Les affections rhumatismales et arthritiques, avec gonflement douloureux, surtout la nuit au lit;

Les souffrances syphilitiques, rachitiques et scrofuleuses;

Les maladies des articulations et des os;

Un grand nombre d'éruptions de la peau, celles surtout dont l'incommodité, prurit ou brûlement, augmente par la chaleur du lit;

Les maladies des glandes salivaires (sous-maxillaires, parotides, etc.);

Les maladies des membranes muqueuses avec fluxion ou inflammation purement séreuse;

L'hydrocéphale aiguë;

La méningite, la pleurésie, la péritonite, chez les sujets lymphatiques, et les épanchements séreux causés par ces maladies;

Les ophthalmies catarrhales, scrofuleuses et syphilitiques;

Les aphthes de la bouche, de l'arrière-gorge, etc.;

Les décollements des gencives avec vacillement des dents;

Les odontalgies avec douleurs violentes aggravées par la chaleur du lit et par l'introduction dans la bouche d'aliments chauds ou froids;

L'inflammation séro-muqueuse de la langue; celle des divers organes de l'arrière-gorge;

Les maladies du foie ;

Les diarrhées séreuses, ou catarrhales, ou dyssen-
tériques ;

Les maladies vermineuses ;

L'hydrothorax et la phthisie pulmonaire ;

La syphilis (chancres, gonorrhée, etc.);

Les maladies nerveuses convulsives et autres dues à
la syphilis ;

Etc., etc.

Quand une préparation mercurielle a été employée
dans un cas où elle ne convenait pas, et qu'il est important d'en neutraliser l'effet, on combat ce dernier
par le soufre, le foie de soufre, le camphre, l'opium,
le quinquina, l'acide nitrique, donnés à faibles doses
et choisis d'après la ressemblance des symptômes
qu'on veut faire cesser à ceux de la symptomatologie
de l'un de ces remèdes.

ARSENICUM ALBUM.

Avant de faire l'étude de cet agent pathogénétique,
il faut observer que, si nulle substance médicinale
employée, soit pour l'expérimentation pure, soit pour
la pratique dans les maladies, ne doit l'être à l'état
toxique, mais bien dans les conditions de préparation
médicamenteuse, c'est à l'arsenic surtout que cette
loi est applicable.

En de telles conditions, il modifie très-spécialement

et profondément les systèmes gastrique et nerveux. Son action sur les systèmes lymphatique et sanguin n'est que consécutive.

Le système gastrique a une telle importance dans les symptômes de l'arsenic, que l'envie de vomir ou le vomissement, ou tout autre malaise qui en procède, se lie aux effets de cet agent les plus divers, et en apparence les plus étrangers à l'action gastrique proprement dite.

Ainsi, après avoir uriné, grand sentiment de malaise à l'épigastre; — après le vomissement, paralysie des pieds (suite de l'empoisonnement par l'arsenic); — étant couché, on a des nausées et des tiraillements autour des chevilles et sur le cou-de-pied; — après le vomissement, tremblement des membres; — avant le vomissement, faiblesse telle, qu'on ne peut marcher seul; — violent vertige, accablement total, vomissement continuel, pissement de sang et prompte extinction de la vie, sans spasmes, fièvre ni douleur (suite d'empoisonnement par la respiration du gaz hydrogène arsénié); — après la chaleur fébrile, envie de vomir; — au milieu du froid fébrile, anxiété et douleur rongeante au creux de l'estomac, et mêlée d'envies de vomir; — vers une heure du matin, anxiété extrême; on éprouve tantôt de la chaleur tantôt comme une envie de vomir, etc., etc.

Quant aux symptômes qui affectent directement le système gastrique, ils sont nombreux :

Soif vive, avec ardeur intérieure; l'on boit sans se sentir rafraîchi. Une sorte de paralysie du larynx et de l'œsophage. Amertume de la bouche et des crachats. Nausées et soulèvements de cœur forçant à se coucher. Rapports, ou régurgitation, ou vomissement des aliments. Vomissement de sang. Vomissements et diarrhée. Spasmes d'estomac, syncopes et, après, grand mal de ventre et diarrhée. Estomac gonflé, douloureux au toucher. Douleur d'estomac comme s'il allait se déchirer. Cardialgie violente. Ardeur brûlante dans l'estomac, comme s'il y avait du feu, et gastralgie cruelle. Douleur rongeante dans l'estomac. Sensation de froid dans l'estomac. Jaunisse. Choléra, etc. — Douleur sécante insupportable à l'épigastre, à l'ombilic et à l'hypogastre. Mal de ventre comme si l'on tordait violemment les entrailles. Après les selles, faiblesse excessive. Diarrhée énorme très-affaiblissante. Dyssenterie avec excrétion de sang noir. Selles de sang noir, avec vomissements et grandes douleurs de ventre.

L'action de l'arsenic sur le système nerveux est tout aussi caractéristique. Il suffirait même des symptômes que nous venons de rapporter pour s'en rendre compte. Il n'en est pas un seul où l'effet nerveux ne se trouve contenu dans l'effet gastrique.

Nous y ajouterons le relevé des symptômes suivants, comme nerveux proprement dits :

Anxiété insupportable et agitation excessive (souvent avec soif inextinguible); on ne trouve de repos nulle part, se jetant tantôt d'un côté tantôt de l'autre, changeant sans cesse de posture dans le lit, voulant aller d'un lit dans un autre. (Presque aucun médicament, dit Hahnemann, n'offre ce symptôme à un degré si marqué.)

D'une autre part, ou même simultanément, anéantissement des forces, faiblesse par accès ; faiblesse énorme ; chute rapide des forces ; impossibilité de se mouvoir, on a les membres comme paralysés ; on ne peut marcher, même dans sa chambre, sans se laisser tomber.

La sensibilité est tellement exaltée, que les douleurs sont insupportables et portent au désespoir et à la fureur. L'un des caractères de la douleur est le brûlement comme par du feu, intolérable, parfois jusqu'à faire pousser des cris. Elle se présente aussi sous la forme d'élancements lents comme des piqûres d'aiguilles rouges ou d'élancements violents par éclairs rapides. Douleurs serrantes, constrictives. Spasmes, crampes et douleurs torsives dans les membres. Asthme nerveux proprement dit. La nuit, catarrhe qui menace d'une suffocation brusque. En marchant, asthme subit et défaut de respiration, faiblesse et accablement interne. (Ces symptômes n'étant produits, au même degré, par aucun autre médicament connu, il est clair que l'arsenic est homœopathique à l'angine de poitrine, ainsi qu'Hahnemann le fait remarquer.)

Les phénomènes épileptiformes, tétaniques et la plupart des convulsions considérables produites par l'arsenic, ne sont qu'un effet de l'empoisonnement causé par cet agent pris à l'état toxique, et, comme dit Hahnemann, un passage à la mort.

Il en est de même de la paralysie des membres, de leur état de contracture indéfinie et de l'énorme saillie des yeux persistante, de la phthisie pulmonaire confirmée, de l'amaigrissement avec fièvre hectique : ils appartiennent à l'empoisonnement de l'arsenic.

Tous ces derniers symptômes sont la conséquence de la destruction tant des forces radicales que de toute réaction nerveuse.

L'influence de l'arsenic sur le système sanguin est absolument dépendante du système nerveux. La prompte abolition de la vitalité, avec le mode malin ou purement passif, en est le caractère. Les simples fluxions sanguines sont en général stagnantes, passives, avec tendance scorbutique ou gangréneuse. Les inflammations ont toutes le type malin : rougeur livide, douleur intolérable, ardeur comme par du feu, tendance à la gangrène. Aussi l'arsenic est-il le remède spécial pour toutes les inflammations où la gangrène est imminente, et même pour la gangrène confirmée : anthrax malin, plaies et ulcères gangréneux, angine gangréneuse, éruption de boutons noirs (gangréneux) avec ardeur et douleur horribles, etc., etc.

La lésion du système lymphatique due à l'arsenic,

quand elle n'est pas dépendante d'une affection organique déjà profonde et souvent incurable, est la conséquence de l'altération qu'il porte dans les autres systèmes. De là les hydropisies diverses que cet agent pathogénétique présente dans sa symptomatologie.

Il peut se faire que l'état de stagnation dans lequel semble être parfois le sang, à la suite de l'affaissement nerveux, favorise l'œdème général ou local et d'autres symptômes d'hydropisies : dans ce cas, ces phénomènes n'ont d'autre durée que celle de l'action proprement dite de l'arsenic.

La périodicité est un des caractères de cet agent médicamenteux. Elle se présente avec le type quotidien, ou tierce, ou quarte, et accompagne fréquemment les douleurs et autres maux qu'il produit.

En outre, elle est un des caractères de la fièvre, développée par celui-ci, laquelle, en général tierce ou quarte, rarement quotidienne, s'accompagne de soif ardente ou d'adypsie complète pendant l'accès, — souvent de sueur, seulement après la terminaison complète de ce dernier et en s'endormant, — parfois de grande faiblesse, brûlement à l'estomac et à l'épigastre, élancements au cœur, face bouffie et terreuse.

Le pouls est petit, vite ; ou faible et petit ; ou petit et intermittent ; ou inégal, intermittent, petit ; ou fréquent, tendu, irrité ; souvent avec battements de cœur violents, tumultueux.

Le sommeil est modifié par l'arsenic de la manière suivante :

Insomnie avec inquiétude et pleurs. On parle et se querelle en dormant. On ne dort que par moments et se retourne sans cesse. Le soir, en dormant, sanglots bruyants, surtout vers trois heures du matin. Grincement de dents en dormant. Mouvement des mains et des doigts pendant le sommeil. Sommeil plein de frayeurs violentes et de sursauts. On rêve d'orages, d'incendies, d'eaux noires et de ténèbres. La nuit, on se réveille souvent avec ardeur dans tous les vaisseaux.

L'action de l'arsenic sur l'âme a pour caractère spécial (ce qui indique à quel point son mode d'agir est gastrique) de modifier peu l'intellect et beaucoup le moral. On retrouve là le moral de *nux vomica*, plus l'exaltation qu'y apporte le système nerveux.

Pleurs et hurlements. On parle peu et d'une manière brève. Plaintes pitoyables. Tremblant et inquiet, on a peur de ne pouvoir s'empêcher de tuer quelqu'un d'un coup de couteau. On désespère de ses jours. Anxiété hypocondriaque. Anxiété continuelle, avec conscience bourrelée, comme si l'on avait commis une mauvaise action. Caractère irritable. On se fâche pour des riens et ne cesse de relever les fautes des autres. On prend tout en mal. Tout est à charge, le parler des autres, le bruit, la lumière. Mauvaise humeur. Mélancolie religieuse et amour de la solitude. Découragement, désespoir, dégoût de la vie, penchant au suicide.

Il est important de relever ici les annotations de Hahnemann sur la symptomatologie de l'arsenic, afin de compléter le cadre des effets caractéristiques et comme idiosyncrasiques de ce médicament.

« C'est le propre des vraies douleurs de l'arsenic de se calmer sous l'influence de la chaleur extérieure.

« Une propriété très-remarquable et caractéristique du même agent est que les symptômes assez peu graves et de peu d'importance en d'autres circonstances entraînent un accablement subit et total des forces : ainsi, nausées et soulèvement de cœur obligeant à se coucher, avant midi, avec tiraillement autour des malléoles et sur le cou-de-pied ; — un quart d'heure avant le déjeuner et après le dîner, pression pendant trois heures dans l'estomac, d'où résulte un état général de langueur et des nausées ; — douleur entre les omoplates qui oblige à se coucher ; — étant couché au lit, on est accablé par la sueur, jusqu'à la syncope ; — lassitude excessive après le dîner ; — pour peu qu'on marche, grande fatigue dans les genoux.

« Parmi les symptômes de l'arsenic, il en est qui ne se manifestent que le soir, après qu'on s'est mis au lit pour dormir ; quelques-uns surviennent peu d'heures après minuit, beaucoup le matin, après qu'on a quitté le lit, et un assez grand nombre après le dîner.

« Le coryza produit par cet agent, dans beaucoup de circonstances essentielles qui sont encore loin d'être bien connues, diffère beaucoup de celui qu'excitent l'aimant, la belladone, la noix vomique, etc. : écoulement par le nez d'un liquide âcre qui brûle et cuit aux narines, comme si elles étaient à vif.

« L'effet alternant dans lequel des symptômes naissent ou se renouvellent, par le mouvement, est beaucoup plus rare que celui où les accidents apparaissent et s'exaspèrent pendant le repos (étant couché ou assis), ou diminuent soit en se tenant debout, soit en marchant.

« La plupart des convulsions considérables ne sont autre chose qu'un effet consécutif et un passage à la mort.

« Un grand nombre d'accidents surviennent après le dîner.

« L'un des modes caractéristiques de l'arsenic est de faire naître d'autres symptômes pendant les accès de douleur, tel que froid ou frisson ou autres, ou bien des douleurs pendant le frisson.

« Il est encore spécial à son action de provoquer soit de la chaleur la nuit, sans soif, ni sueur, — soit de la sueur au commencement du sommeil, seulement aux mains et aux cuisses, qui cesse pendant le sommeil subséquent, et dont il ne reste pas de traces au réveil, — soit de la sueur, seulement après la terminaison complète de la fièvre.

« Nul remède n'offre, au degré de l'arsenic, cette anxiété et cette agitation qui font qu'on n'a point de repos au lit ; qu'on se jette à droite, à gauche ; qu'on change à chaque instant de posture et même de lit.

« Un autre symptôme caractéristique est une grande anxiété le soir après s'être couché, et vers trois heures du matin après le réveil.

« Suit l'histoire de l'empoisonnement d'un cheval par l'arsenic :

« Au milieu d'accidents effrayants, le nez jetant des flots de liquide vert, les yeux sortaient des orbites et étaient violemment enflammés ; les pupilles étaient rondes et dilatées ; les narines largement ouvertes et en mouvement continuel, à cause de la respiration rapide, courte, pénible, anxieuse ; les gencives, le palais, la langue secs et d'un rouge bleuâtre ; le ventre tendu partout, tout le corps couvert de sueur froide.

« Si nous possédions beaucoup d'observations semblables sur les effets de plusieurs médicaments simples chez cet utile animal domestique, nous aurions aussi une matière médicale pour lui et pourrions le traiter homœopathiquement. »

Les organes les plus spéciaux à l'action de l'arsenic sont :

La peau, où il provoque des éruptions de nature ma-

ligne, telles que pustules noires très-douloureuses;
pourpre miliaire ou bien miliaire rouge et blanche,
symptomatique; ecchymoses et inflammations violacées et gangréneuses; phlegmons de mauvaise nature, anthrax malin, charbon, etc.; éruptions croûteuses et suppurantes avec ichor fétide, surtout à la
face et au cuir chevelu; etc.

La tête, où il excite des douleurs affreuses, souvent
périodiques, l'endolorissement du cuir chevelu et des
cheveux aggravé par le moindre contact,

Le visage, auquel il donne un aspect pâle, cadavé-
reux, — avec couleur jaunâtre, bleuâtre ou verdâtre,
un teint plombé et terreux, les yeux cernés, enfoncés,
le nez effilé, pointu, — et où il détermine l'éruption
comme de dartres rougeâtres et le cancer des lèvres
et du nez, et aussi des symptômes de prosopalgie.

Les dents, où il cause des douleurs horribles, surtout pendant la nuit, envahissant parfois toute la joue,
l'oreille et les tempes, portant à un désespoir furieux,
s'aggravant lorsqu'on est couché sur le côté malade
et se calmant par la chaleur du feu,

La bouche, la gorge, l'œsophage, l'estomac, où il
peut exciter tous les symptômes de fluxion passive ou
d'inflammation avec le caractère malin et la tendance
à la gangrène, et beaucoup de souffrances spasmodiques ou douloureuses avec type périodique, et un
grand nombre d'autres effets purement gastriques et
nerveux,

Le foie, où il détermine des souffrances de compression violente, d'élancements rapides, etc.

L'intestin, où il développe des douleurs horribles, avec sensation ou d'ardeur de feu ou de froid, et des diarrhées brûlantes corrosives, des dyssenteries noires, etc., etc.

L'appareil respiratoire, où il fait naître tous les symptômes de l'asthme nerveux, du catarrhe suffocant, de l'angine de poitrine, etc.

Le cœur, où il suscite des douleurs nerveuses violentes sous forme d'élancements, torsions, serrements, etc., et des symptômes comme de lésion de tissus, etc.

Les maladies dans lesquelles convient l'arsenic, d'après les considérations qui précèdent, mais toujours en gardant une analogie symptomatique précise, sont les suivantes :

Les suites d'épuisement des forces radicales soit par des causes morales, soit par le manque ou la mauvaise qualité des aliments, soit par des maladies ; — l'état imminent de cachexie et de fièvre hectique ; — l'amaigrissement morbide ; — l'atrophie des enfants et des adultes ; — l'atonie nerveuse, avec grande surimpressionnabilité et tous les désordres spasmodiques et autres qui s'y rattachent ; — la paralysie imminente ou confirmée par affaissement des forces radicales ; — les tumeurs inflammatoires avec tendance gangréneuse ; — l'érésipèle malin ; — l'anthrax malin ; — le charbon ; — les ulcères putrides, gangréneux, cancéreux ; — les éruptions et maladies éruptives de tous genres, avec caractère malin et imminence de gangrène ; — la fièvre intermittente, surtout tierce ou quarte ; — le typhus ; — l'hypocondrie ; — la mélancolie religieuse et la mélancolie noire ; — le cancer, surtout du nez, des lèvres et de la face ; — la teigne avec croûtes noirâtres et l'écoulement d'un ichor sanguinolent et fétide ; — la prosopalgie ; — l'angine gangréneuse ; — l'état gastrique avec vomissement des aliments ; — la gastralgie et la cardialgie ; — la gastrique aiguë, violente ; — la gangrène de l'estomac et de l'intestin ; — les symptômes de squirre ou de cancer de l'estomac ; — l'hématémèse ; — le mœléna ; — le choléra ; — l'entéralgie ; — la diarrhée avec envies de vomir ou vomissements et grande faiblesse ; — les douleurs brûlantes et élançantes dans les boutons hémorroïdaux ; — les douleurs brûlantes et élançantes dans les varices ; — l'asthme nerveux ; — l'angine de poitrine ; — les maladies de cœur, etc., etc.

Les antidotes principaux de l'action médicamenteuse de l'arsenic sont l'ipécacuanha, le foie de soufre calcaire, la noix vomique.

LACHÉSIS.

Cet agent puissant affecte tous les grands systèmes organiques élémentaires, avec prédominance :

Du nerveux, dans un mode correspondant à celui de la belladone;

Du sanguin, dans un mode qui tient de la pulsatille et de l'arsenic, moins la mobilité de celle-là et la violence de celui-ci;

Du gastrique, dans quelque chose de la forme pathogénétique de ce dernier médicament;

Du lymphatique, dans une certaine analogie avec le mercure.

Mais, d'abord, ce qui domine dans la pathogénésie du lachésis, c'est l'affaissement vital profond, porté dans tous les systèmes, dans tous les tissus, dans tous les organes, dans toutes les fonctions.

La lésion du système nerveux se traduit, d'une part, en désordres, causés par le manque de règle, d'harmonie dans l'innervation générale et partielle :

Tremblement des membres. Palpitations musculaires et tressaillements dans plusieurs parties du corps. Accès de convulsions et d'épilepsie, avec cris, mouvements des membres, chute sans connaissance, yeux convulsés, écume devant la bouche, poings fermés. Tétanos avec distorsion des membres. Convulsions, pesanteur et paralysie des paupières. Trismus avec serrement et grincement de dents. Claquement de dents. Parole plus précipitée, plus haute qu'on ne voudrait. Bégayement. Sensation de retrécissement, de constriction de la gorge et de strangulation. Convulsions et spasmes dans la gorge. Étranglement et constrictions du larynx avec sensation de gonflement et de tension.

D'une autre part, elle se traduit en phénomènes d'abolition plus ou moins complète de la vitalité :

Relâchement des forces musculaires. Chute rapide des forces. Amaigrissement comme par épuisement. Défaillance. Syncope, avec perte des sens et du mouvement, insensibilité comme dans la mort, serrement de dents, roideur et gonflement du corps, pouls tremblant et sans aucun battement. Paralysie avec roideur et lourdeur des membres. Paralysie semi-latérale. Aphonie, parole confuse, indistincte. Difficulté de prononcer tel ou tel mot. Roideur, immobilité et paralysie de la langue. Gorge comme roide et paralysée. Sensation de pesanteur et de paralysie, d'engourdissement et de tremblement aux cuisses et aux genoux.

Et enfin, elle se traduit en altérations de la sensibilité, sous le mode de douleurs voluptueuses, ou épouvantables, ou fortement pressives, ou tractives, ou comme de raccourcissement, ou crampoïdes, ou rongeantes, etc.,—avec le caractère spécial de se produire alternativement de l'un ou de l'autre côté du corps, ou tantôt aux membres, tantôt au tronc, ou bien souvent en croix: d'être parfois intermittentes et périodiques ; de s'aggraver, la nuit, après le sommeil, après le repas, par les émotions morales, par le changement de temps, par la grande agitation de l'atmosphère ; d'être soulagées par le grand air, etc.

La lésion du système sanguin prend toute sa manière d'être de la diminution qu'apporte le lachésis dans la plasticité du sang et dans la résistance des tissus.

Ainsi, hémorragies passives et extravasation du sang dans différents organes. Ecchymoses. Saignement facile et abondant des plaies et des ulcères. Sortie de masses de sang par les pores. Tumeurs variqueuses. Gonflement hydropique de tout le corps. Peau jaune, verte, plombée, ou rouge bleuâtre, ou noirâtre (cyanose) principalement autour des plaies et des ulcères. Taches jaunes, rouges, cuivrées. Taches livides avec accès de défaillance. Éruption de grosses vésicules jaunes ou d'un noir bleuâtre, avec gonflement des parties affectées et douleurs qui poussent au désespoir. Gangrène des plaies et des ulcères, avec fièvre, pouls faible, fréquent, intermittent, irrégulier, à peine sensible ou tremblant, défaillance, nausées, vomissement, convulsions et sueurs froides. — Apoplexie, avec face blême, mouvements convulsifs des membres et extravasation du sang dans le cerveau. Ramollissement, par extravasation du sang, du cerveau et de ses membranes. — Ecchymose et hémorragie des yeux. — Hémorragie par les oreilles. — Saignement abondant par le nez d'un sang rouge clair ou épais et noir. — Vomissement de sang pur venant de l'estomac. Ramollissement du foie par extravasation du sang. — Extravasation du sang au péritoine. — Évacuation de sang par le rectum. Hémorroïdes saignantes. — Hémoptisie. — Extravasation de sang dans les poumons. Gangrène des poumons. — Gonflement noir et bleuâtre, dur et froid, au dos de la main et aux doigts. — Gonflement douloureux, rouge ou bleuâtre, des pieds et des jambes.

La lésion du système gastrique, bien que se rapportant à celle que produit l'arsenic, a quelque chose de moins aigu et de moins violent que cette dernière.

En voici les principaux symptômes :

Prosopalgie (gastrique) avec vomissement des aliments. Appétit nul, ou boulimie, ou faim maladive. Soif inextinguible. Envie de vomir après avoir mangé, ou même vomissement des aliments, avec faiblesse dans les genoux, paresse et lourdeur du corps. Goût de rance venant de l'estomac. Nausées et envies de vomir, principalement le matin ou après le repas, ainsi qu'à la suite de beaucoup d'autres souffrances. Vomissements violents, convulsifs, de tout ce qu'on prend ou de matières bilieuses, amères, verdâtres. Vomissements avec diarrhée. Sensibilité excessive de la région précordiale au plus léger contact ; la moindre pression, même celle des vêtements, est très-douloureuse. Grande faiblesse de l'estomac, qui ne peut supporter ni les aliments ni les boissons. — Douleurs hépatiques brûlantes, tractives, incisives. — Inflammation et ramollissement du foie. Abcès hépatique.— Tranchées à rendre fou ou tiraillements aigus avec contraction du ventre, etc., etc.

La lésion du système lymphatique a lieu dans tous les organes qui appartiennent spécialement à ce système, se modelant en quelque sorte sur celle que produit le mercure :

Douleurs ostéocopes. Douleurs rongeantes aux membres. Douleurs nocturnes qui paraissent insupportables et ne permettent pas de rester au lit. — Tuméfactions dures et pâles à la peau. Tumeurs dures, bosses et tubérosités rouges et pruriantes. Gale sèche, miliaire. Ulcères entourés de boutons, de vésicules et d'autres petits ulcères. Ulcères superficiels, à fond sale, avec auréole rouge. — Sensibilité douloureuse du cuir chevelu, avec prurit pénible, forte desquamation et chute des cheveux. — Douleurs nocturnes au dos du nez. Obturation de celui-ci avec gonflement interne. Gonflement, rougeur et excoriation du bout et des ailes du nez, avec croûtes dans les narines. Écoulement du pus par le nez. Coryza sec chronique avec obturation du nez, ou fluent avec écoulement abondant de mucosités séreuses, corrosives. — Douleurs dans les os de la face. Éruptions et croûtes dartreuses à la face. — Douleurs térébrantes dans les dents cariées et sensation comme si elles étaient trop longues. Les dents se ramollissent et s'ébrèchent. Agacement et vacillement des dents. Les douleurs se propagent jusqu'aux oreilles. Les boissons froides et chaudes renouvellent les douleurs. — Inflammation et excoriation de la cavité buccale. Salivation. Sécheresse dou-

loureuse de la gorge, s'étendant jusqu'aux oreilles.
Excoriation douloureuse et gonflement inflammatoire
de la gorge, avec rougeur des parties affectées comme
du cinabre (caractéristique), gonflement des amygdales. Grandes et petites tumeurs dans la gorge empêchant la déglutition. Besoin continuel d'avaler, et
sensation, en avalant, comme s'il y avait une tumeur
ou un tampon dans la gorge qu'on ne peut détacher (caractéristique). Aggravation des maux de gorge par le
plus léger contact et la moindre pression du cou. —
Douleurs hépatiques. Inflammation et ramollissement
du foie. — Diarrhées avec coliques violentes. Évacuation de matières fétides ou de selles molles, de la
consistance de la bouillie, ou liquides, ou gluantes
comme de la poix, ou sanguinolentes et purulentes,
ou de matières non digérées, ou de sang pur, ou de
mucosités sanguinolentes. — Taches et boutons rouges aux parties génitales. Amincissement du scrotum
et dureté des testicules. Épaississement du prépuce.
— Enrouement continuel avec sensation comme s'il y
avait quelque chose dans la gorge qui ne pût se détacher et empêchât de parler. Sensibilité douloureuse
du larynx et du cou au toucher et à la plus légère
pression, avec péril de suffocation en tâtant le gosier
et en renversant la tête. — Symptômes de phthisie,
— Nuque et cou excessivement sensibles à la moindre
pression. Roideur rhumatismale de la nuque et du
cou. Roideur douloureuse depuis les reins jusqu'à la

hanche comme si les muscles étaient trop courts.
Douleurs nocturnes insupportables au dos, aux reins,
à la hanche et au genou. — Douleurs rhumatismales,
arthritiques et ostéocopes, aux bras, aux mains, aux
doigts, aux poignets. Tension, comme par raccourcissement (caractéristique) des tendons, depuis le
coude jusqu'aux doigts. — Prurit, éruptions galeu-
ses, plaques rouges avec vésicules, furoncles, excrois-
sances et verrues aux mains et aux doigts. — Sensation de raccourcissement des tendons du jarret.
Douleurs nocturnes dans la hanche et dans la cuisse.
Crampes et douleurs dans les mollets. Pesanteur et
engourdissement, froid glacial et sueur des pieds.
Ulcères aux talons.

Les principaux symptômes fébriles du lachésis affectent la forme de fièvres nocturnes ou vespertines,
quotidiennes, ou tierces, ou quartes, avec céphalalgie,
chute rapide des forces, faiblesse forçant à se coucher, hoquet, vomissement, sensibilité du cou au
toucher, palpitations de cœur, angoisses, bâillement
nerveux et spasmodique, pandiculations, gonflement
du corps, taches et ulcères. — Fièvres chroniques,
fièvres lentes. — Bien souvent la fièvre débute par le
froid glacial de la peau ou des membres, ou seulement des pieds, avec grand désir du feu, quelquefois
avec perte du sentiment, sueur visqueuse, faiblesse
et grande fréquence du pouls. Les frissons sont parfois seulement partiels. La chaleur est accompagnée

de grande agitation, soif inextinguible, nausées et même vomissements bilieux.

La lésion de l'âme s'adresse à la fois à l'intellect et au moral.

Les symptômes de l'intellect sont : Une faiblesse de mémoire extraordinaire, au point de tout oublier, même ce qu'on allait dire. On se trompe en parlant et en écrivant. Perte de toutes les facultés de l'esprit. Imbécillité. État d'extase et d'exaltation qui va jusqu'aux pleurs, besoin de méditer et de composer des travaux intellectuels avec une sorte d'orgueil. Loquacité frénétique avec discours sublimes, mots choisis et idées passant rapidement et constamment d'un sujet à un autre. Délire nocturne. Abolition de la raison et démence.

Les symptômes du moral sont : crainte et pressentiment de la mort. Accablement moral et mélancolique, avec appréhensions, inquiétudes sur sa maladie, grande disposition à s'abandonner au chagrin, à voir tout en noir, à se croire persécuté, haï, méprisé des siens. Tristesse et dégoût de la vie. Méfiance, soupçons et grande disposition à prendre tout en mal, à contredire et à critiquer. Jalousie frénétique.

Hering, à qui nous devons la pathogénésie du lachésis, en avait déjà en 1829 reconnu l'utilité dans le traitement des ulcères aux pieds ; dans quelques affections de la gorge ; dans la dyspepsie ; dans le rac-

14

courcissement des tendons et les douleurs tensives,
en général, le long des bras, des cuisses, de la nuque
à l'œil; dans les paralysies; dans les maladies mentales; dans l'hydropisie, la phthisie, les éruptions, les
affections syphilitiques et mercurielles; les épilep-
sies, etc.; et il était arrivé à pouvoir poser avec certitude les propositions suivantes:

« 1° Le lachésis exerce une action si marquée dans
les maladies, soit chroniques, soit aiguës; sa sphère
d'application est si étendue et son emploi si salutaire
dans des cas fort graves, qu'on doit le placer à côté
des remèdes les plus importants et le considérer
comme un des plus puissants polycrestes.

« 2° Des guérisons sont venues confirmer un grand
nombre de symptômes que j'avais observés, en particulier la sensibilité très-caractéristique du cou et du
larynx à la pression et au moindre attouchement, de
même que l'action exercée sur le moral.

« 3° Le lachésis s'est montré salutaire dans plusieurs cas dont les symptômes étaient analogues à
ceux qui suivent immédiatement la morsure du rep-
tile. Si les observations ultérieures permettent de gé-
néraliser ce principe, les conséquences en seront de
la plus haute importance.

« 4° Il a été utile également dans quelques cas offrant les symptômes chroniques et permanents qui
suivent la morsure. Une comparaison, même superficielle, suffit à faire remarquer l'analogie qui existe

entre les symptômes de la substance dynamisée à divers degrés et les effets consécutifs de la morsure.

« Il est nécessaire, en général, dans le traitement des maladies, de répéter la dose du lachésis, et cela plus fréquemment que pour tout autre substance. A quelques exceptions près, je n'ai vu la guérison s'opérer qu'à l'aide de doses répétées.

« L'action du lachésis est aussi rapide que celle d'aucune autre substance connue, et cela non-seulement dans les affections aiguës et dangereuses, mais aussi dans les maladies chroniques, où elle se fait sentir souvent au bout de quelques heures. Plus son action salutaire est prompte et plus elle est passagère ; elle disparaît quelquefois après vingt-quatre ou trente-six heures.

« Je n'ai jamais observé, comme de bien d'autres substances, des effets nuisibles de l'administration du lachésis, même à doses répétées.

« Quand, malgré la répétition des doses, ce remède est insuffisant, c'est qu'il y a des maladies qui, tout en paraissant presque identiques à d'autres, en diffèrent cependant absolument par des symptômes essentiels ; et, à ce sujet, il est bon d'observer que l'essentiel de l'action d'un remède ne doit jamais être cherché dans quelque symptôme consécutif (comme diarrhée ou constipation), mais dans le symptôme primitif, celui qui détermine la diarrhée ou la constipation. »

Les symptômes graves du lachésis, tels que l'extravasation du sang dans le cerveau et ses membranes, dans le poumon, dans le péritoine, etc, la gangrène, etc, sont évidemment dus, non à l'action de cet agent en l'état de puissance médicamenteuse, mais à son action en l'état de venin, de poison.

La sphère d'action du lachésis est tellement vaste, qu'elle peut être considérée comme atteignant, par son influence, tous les organes de l'économie presque au même degré.

Suivant les données générales qui précèdent, les principales maladies dans lesquelles le lachésis peut convenir seraient un grand nombre d'affections où la belladone étant indiquée, l'emploi qu'on en fait ne suffit pas; — les maux dus à l'abus du mercure, comme aussi beaucoup de ceux où l'action de ce remède, bien indiqué d'ailleurs, n'a pas été curative; — de nombreux états gastriques dont les symptômes semblent indiquer l'arsenic et qui ne cèdent pas à son influence; — en outre, les anévrismes, la gangrène; — l'affaiblissement des forces, suite d'hémorragies, et les maux nerveux, conséquence des pertes utérines fréquentes de l'âge critique, et ces pertes mêmes, quand elles ont des proportions redoutables; — les défaillances, la syncope et l'asphyxie; — certaines fièvres quotidiennes, ou tierces ou quartes; — les fièvres lentes; — l'apoplexie par extravasation du sang; — les ophthalmies congestives passives; — les prosopalgies et odontalgies congestives et autres; — les angines avec grande sensibilité du cou au toucher et à la pression; — les congestions nasales, le coryza chronique et la suppuration du nez; — la dyspepsie avec vomissement des aliments; — les maladies congestives du foie, des poumons; — l'hématémèse; — la cyanose; — l'état scorbutique; les ulcères chroniques, etc.

Il n'est pas besoin de dire que ces diverses dénominations de maladies ne sauraient avoir de l'importance pour le traitement qu'autant qu'il y aura parfaite analogie entre leurs symptômes et ceux du remède.

Les principaux antidotes du lachésis, pour combattre les accidents qu'il peut produire, sont : la belladone, le mercure, l'arsenic, le rhus, etc.

CHAMOMILLA VULGARIS.

Ce médicament porte spécialement atteinte au système gastrique dans le sens de l'altération et de l'affaiblissement de la nutrition; et au système nerveux dans le sens de l'exaltation et de la mobilité.

C'est par ce double mode d'agir que la camomille est si spéciale à l'enfance, dont les maladies appartiennent presque toutes à des vices de nutrition et à un état de surexcitation comme indécise, si l'on peut dire ainsi, du système nerveux.

C'est par là aussi qu'elle est spéciale aux femmes en couches, dont l'état physique s'est assimilé, en quelque sorte, par le côté nerveux surtout, à celui de l'enfant qu'elles mettent au monde.

C'est par là encore qu'elle est spéciale aux suites de la colère, sentiment violent qui, d'une part, réduit l'homme à la mobilité nerveuse de l'enfance, et, de l'autre, déprave chez lui la nutrition en provoquant soit l'ictère, soit des diarrhées bilieuses, soit des diarrhées mucoso-séreuses, etc.

C'est par là enfin que la camomille peut se trouver spéciale dans beaucoup de cas morbides soit de surexaltation de la mobilité et de la sensibilité nerveuses, soit de dépravation de la nutrition générale, parfaitement en rapport de symptômes avec sa pathogénésie.

Son mode d'influencer le système nerveux se manifeste sous la forme de spasmes douloureux de l'intestin, de l'utérus; de convulsions, de grande surimpressionnabilité générale, de sensibilité excessive à la douleur.

Son mode d'influence sur le système gastrique trouble la fonction biliaire et celle de l'intestin grêle, d'où les maladies par vice de nutrition dues à la camomille.

L'atteinte qu'elle porte à l'intellect et au moral tient de la double nuance nerveuse et gastrique de l'action qu'elle exerce sur la vie et l'organisme :

Lésion de l'intellect : distraction, inadvertance ; espèce de méditation et de dégoût pour ses jeux, chez l'enfant ; il désire, au même instant, et il refuse les mêmes choses ; délire.

Lésion du moral : angoisse, découragement, agitation, jactation, pleurs, gémissements, souvent accompagnés de coliques ; humeur querelleuse et colère ; méchanceté chez les enfants ; ils ne peuvent supporter ni qu'on leur adresse la parole, ni qu'on les interrompe, quand ils parlent.

Voici les annotations d'Hahnemann propres à fixer encore davantage sur l'action spéciale de la camomille :

« En général, les douleurs de la camomille ont cela de particulier, qu'elles tourmentent plus la nuit qu'en tout autre temps et qu'assez souvent même elles sont poussées jusqu'à une violence désespérante, fréquemment avec soif continuelle, chaleur et rougeur d'une joue et même sueur chaude à la tête, jusque dans les cheveux. Les douleurs de la camomille sont ordinairement insupportables.

« La maladie, souvent semblable à une fièvre bilieuse aiguë et quelquefois dangereuse pour la vie, qui a coutume de survenir après un violent accès de colère et de chagrin, avec chaleur au visage, soif inextinguible, goût bilieux, mal de cœur, anxiété, agitation, a tant de ressemblance homœopathique avec les symptômes de la camomille, qu'il n'est pas possible que celle-ci ne la guérisse d'une manière prompte et spécifique.

« Le mal de dents que la camomille excite ressemble à celui qu'on observe si fréquemment aujourd'hui, et qui tient, la plupart du temps, à l'habitude du café.

« Les symptômes de constipation sont des effets consécutifs de la camomille; l'effet primitif de cette substance est d'exciter la diarrhée.

« La sensation comme de paralysie que produit la camomille dans une partie quelconque du corps n'est jamais sans une douleur tractive ou tiraillante simultanée, et les douleurs tractives ou tiraillantes qu'elle excite ne sont jamais sans être accompagnées d'un sentiment de paralysie et d'engourdissement dans les parties. »

La durée d'action de cette substance n'est que de quelques jours.

Les antidotes sont : *coffea, nux vomica, pulsatilla, ignatia.*

RHUS TOXICODENDRON.

Cette substance modifie spécialement les systèmes lymphatique et nerveux.

Hahnemann fait remarquer qu'elle a une très-grande analogie de symptômes avec la bryone. Mais alors que les souffrances provoquées par cette dernière s'exaspèrent pendant le mouvement du corps et diminuent dans le repos ; c'est précisément l'inverse qu'on observe à l'égard du rhus.

Cette différence me semble venir de ce que la sphère d'action de la bryone se concentrant spécialement sur les systèmes lymphatique et sanguin, il faut que la douleur (effet nerveux) subisse l'excitation d'un tiraillement ou d'une compression de la partie malade, pour être ressentie ou aggravée ; tandis que, le rhus portant son atteinte directe et primitive sur les systèmes lymphatique et nerveux, la douleur existe et s'exacerbe par elle-même, et, comme dans un très-grand nombre de souffrances où l'incitation nerveuse prédomine, elle est soulagée par le mouvement, la pression, le tiraillement de la partie dolente, par suite d'un changement dans le mode de sensibilité.

Ainsi, l'un des caractères spéciaux des douleurs articulaires ou musculaires dues à l'influence du rhus est la sensation d'une roideur poignante au moment où l'on se met en mouvement et celle d'un amendement progressif, à mesure qu'on se livre à un mouvement modéré : à tel point même, que, si l'on parvient à exciter un peu de transpiration, on sent à peine ses souffrances ; mais il arrive aussi que plus l'action de se mouvoir a été prolongée, et plus elle a excité la fonction expansive de la peau, plus ces souffrances reprennent d'intensité dans le repos qui succède.

De même que la bryone, le rhus fixe, en quelque sorte, son action sur le tissu cellulaire, et le suit, pour le modifier, partout où il pénètre et dans toutes les formes qu'il revêt.

La peau est une des formes de ce tissu sur laquelle cette substance fait naître beaucoup de symptômes : éruptions bulleuses, vésiculeuses et croûteuses de modes divers ; érésipèles phlycténoïdes, etc., etc.

Par son côté nerveux, le rhus porte aux forces organiques une profonde atteinte, d'où peuvent résulter le manque de plasticité du sang, soit avec des spasmes et des convulsions musculaires, soit avec diminution de l'activité vitale jusqu'au degré de la paralysie, soit avec des symptômes typhoïques et malins : —Ainsi, tressaillements des muscles et des membres ; mouvements convulsifs et autres souffrances après un bain froid ; affections morbides semi-latérales ; surexcitabilité générale du système nerveux ; — tremblement des membres après la plus légère fatigue ; marche mal assurée ; grande lassitude et faiblesse ; accès d'évanouissement ; engourdissement des parties sur lesquelles on repose ; torpeur de quelques parties avec fourmillement et insensibilité ; fourmillement des parties affectées ; paralysies semi-latérales ; — pétéchies avec grande faiblesse allant jusqu'à la prostration de toutes les forces ; pustules noires ; ulcères gangréneux résultant de petites vésicules avec fièvre violente ; somnolence pleine de rêvasseries pénibles et interrompues; coma somnolent avec ronflement, murmures et carpologie; — fièvres malignes avec délire loquace, douleurs violentes dans tous les membres, faiblesse excessive, langue sèche ou noire, lèvres sèches, brunâtres ou noirâtres, chaleur et rougeur des joues, carpologie, pouls accéléré et petit, coma, ronflement et gémissements profonds, délire.

La lésion apportée par le rhus dans les opérations de l'âme est l'affaissement intellectuel et moral.

D'après les considérations qui précèdent, les maladies dans lesquelles le rhus convient, pourvu que l'analogie des symptômes existe, sont :

Le rhumatisme articulaire et musculaire, ayant pour siége les tissus blancs et le tissu cellulaire ambiant; les paralysies rhumatismales; les érésipèles phlycténoïdes et phlegmoneux; les éruptions bulleuses et vésiculeuses; les fièvres typhoïdes et malignes très-graves; les spasmes et convulsions, suites de refroidissement ou de rhumatisme, etc.

Hahnemann avait reconnu et l'expérience a confirmé que le rhus est le meilleur spécifique contre les entorses et les tiraillements des tendons et des ligaments articulaires. L'expérience a également confirmé l'efficacité de ce médicament dans le tour de reins et dans le lombago rhumatismal.

Son action est d'environ trois semaines.

Ses principaux antidotes sont la bryone et le camphre.

ARNICA MOUTANA.

Cet agent médicamenteux a une action directe sur les systèmes sanguin et nerveux. Mais, tandis que c'est sur la circulation expansive et surtout capillaire qu'il porte son influence, c'est sur le centre même de l'innervation, l'encéphale, que se concentre directement son atteinte au système nerveux.

Sa spécialité est de ralentir la circulation capillaire et de produire des congestions sanguines stagnantes ayant toutes les apparences et produisant des sensa tions comme de contusion, de meurtrissure des tissus.

De là vient que, par ce ralentissement circulatoire, il peut produire jusqu'à la déchirure des organes et y déterminer des accumulations de sang, des foyers apoplectiques. L'on remarque, en effet, que ce médicament est susceptible de développer l'apoplexie du cerveau, et probablement aussi celle du poumon, des hémorragies pulmonaires, nasales, gastriques, hémorroïdales, utérines et vésicales, et des ecchymoses sous toutes les formes.

Voici le fond, l'essentiel, de l'action pathogénétique de ce médicament. — A cela viennent se joindre tous les phénomènes qui s'y rattachent naturellement :

La paralysie, suite de l'apoplexie cérébrale, quand l'empoisonnement par l'arnica a produit cette dernière ;

Les fourmillements à la peau avec chute des forces, surtout au nez, à la face, au tronc et aux membres, dans les cas de simple congestion ou plutôt de stase légère du sang dans les vaisseaux capillaires du cerveau ;

Les douleurs de courbature générale avec fourmillement, dues à la compression des nerfs par la stagnation du sang dans les petits vaisseaux ;

Les défaillances, suites du ralentissement de la circulation ;

La surexcitation de la sensibilité de tous les organes et surtout de la peau, quand, cette stase du sang persistant, l'irritation qu'elle cause dans les tissus provoque, de leur part, une réaction sur la circulation, qui en détermine l'exaltation, avec accroissement de chaleur et parfois même fièvre inflammatoire ;

Les pertes utérines par encombrement des vaisseaux capillaires ;

Un frisson comme si l'on était aspergé d'eau froide, et la fièvre qui en est la suite, déterminés par quelque grande perte ou extravasation du sang ;

Etc,, etc.

Que, si l'on étudie avec soin la symptomatologie de l'arnica, on trouve qu'un des traits essentiels de la physionomie qu'elle présente a tous les caractères généraux des secousses et autres lésions organiques dues aux chutes, aux commotions violentes, aux coups, aux contusions, aux blessures et déchirures, et aussi leurs

caractères locaux (engourdissements, sugillations, ecchymoses, hémorragies de la partie lésée) ; — d'où
est venu que l'arnica est employé avec un succès mer--
veilleux dans tous les états morbides traumatiques,
soit pris à l'intérieur pour régulariser la circulation
expansive, soit appliqué à l'extérieur sur le point de
la lésion afin d'y influencer immédiatement et locale-
ment la circulation capillaire troublée.

Un autre trait capital de la physionomie pathogénétique de ce médicament, est sa ressemblance tant
avec les prodromes immédiatement précurseurs qu'a-
vec les symptômes existants de l'apoplexie cérébrale
déterminée par l'imminence ou par le fait de déchirure de la pulpe cérébrale ; — ce qui place l'arnica
au premier rang pour le traitement des apoplexies
purement sanguines, indépendantes de tout embarras
gastrique.

Toujours, d'après la physionomie des symptômes
pathogénétiques de ce médicament, il me semble que
ce doit être le remède par excellence dans les hémorragies considérables du nez (épistaxis), des poumons
(hémoptysie), de l'estomac (hématémèse), du rectum
(hémorroïdes), de la vessie (pissement de sang), de
l'utérus (métrorragie), quand elles existent avec la
lenteur et la plénitude du pouls, sans dureté.

Hahnemann recommande « de ne pas employer
l'arnica dans les maladies aiguës purement inflammatoires avec chaleur générale, en grande partie exté-

rieure, non plus que dans les diarrhées, où on le trouverait, dit-il, toujours nuisible. »

Le camphre est l'antidote de ce médicament.

SULFUR.

Cet agent médicamenteux présente d'immenses difficultés, pour l'étudier et en saisir les caractères précis. Sa richesse et sa variété de symptômes pathogénétiques est telle, qu'il est impossible d'en fixer et l'étendue et les limites. Une seule chose se dessine clairement dans tous les traits de sa physionomie, ou plutôt constitue cette physionomie même : c'est le type, l'allure, le génie chroniques, profondément et uniquement chroniques.

Ce grand caractère étant posé, la pathogénésie du soufre en présente, on peut dire, toutes les formes, toutes les nuances ; elle embrasse tous les modes imaginables de lésions chroniques, soit des grands systèmes organiques élémentaires, soit des tissus, soit des organes, soit des fonctions et de leurs produits.

Que si cette assertion était discutable par rapport à la symptomatologie connue de cet agent médicamenteux, elle cesse de l'être devant l'expérimentation clinique. On peut, en effet, affirmer hardiment qu'il n'est point un seul cas d'affection chronique, susceptible de guérir, que le soufre n'ait guéri quelquefois, n'ait guéri souvent.

De là résulte que l'on commence presque tous les traitements des maux chroniques de l'enfance par ce médicament, hors les cas où l'indication d'un autre remède est tellement précise qu'on peut avoir la presque certitude de n'employer que celui-ci. C'est ce qui l'a fait placer, par M. Gastier, en tête de la série des agents homœopathiques qu'il recommande pour la prophylaxie des maladies chroniques et héréditaires.

Et, quant aux maladies chroniques des autres âges de la vie, dès qu'elles sont assez tenaces pour réclamer l'influence successive de plusieurs moyens thérapeutiques, il est rare que le soufre n'y trouve son indication et n'en prépare utilement la cure, lorsqu'il ne la produit pas.

Dans les maladies de forme aiguë, mais compliquées de quelque cause chronique entravant leur franche évolution et une solution nette, c'est au soufre qu'Hahnemann conseille de recourir, et que l'on recourt d'habitude, pour écarter, pour neutraliser l'influence de cette cause.

Toutes les affections morbides chroniques, tant qu'elles ne sont encore qu'à l'état de diathèses, peuvent être avantageusement modifiées par le soufre; mais, quand l'état cachectique et colliquatif est confirmé, c'est un des médicaments dont il faut user avec le plus de réserve, soit quant à la dose, soit même quant à l'emploi. A ce degré, le plus souvent incurable, il aggrave fréquemment la phthisie pulmonaire ou intestinale, les affections cancéreuses et les maladies organiques de tout genre. Que si, malgré les symptômes de cachexie et de colliquation, la maladie est encore susceptible de guérir, l'action du soufre aura tout au contraire pour effet de mettre en évidence, de faire saillir ce restant de ressource; en sorte que, même dans les plus mauvaises conditions que présente une maladie, si le soufre n'a été employé, il ne faut pas hésiter, avec toute la mesure possible, d'en tenter l'application; — et disons même que, dans la phthisie, c'est, jusqu'au dernier instant de sa curabilité appréciable ou non par les symptômes, le médicament par excellence pour enrayer cette affection dévorante et inexorable.

Je n'ai point ici présenté une étude rationnelle de la pathogénésie du soufre; et vraiment on pourrait me demander si les conseils que je donne, pour l'emploi de ce médicament, ne sont pas en contradiction avec la règle absolue de notre thérapeutique clinique, exigeant l'analogie reconnue aussi parfaite que possible entre les symptômes de la maladie et ceux de l'agent médicamenteux.

Cette objection est fondée. Aussi fais-je des vœux bien sincères pour que l'on arrive à fixer la physionomie précise de ce médicament, et, tout en ne négligeant aucun des cas où il peut être utile, à ne l'administrer que dans les vraies limites d'une exacte similitude des symptômes.

Je pourrais dire néanmoins, sans crainte d'erreur, qu'il n'est point de cas morbide chronique dont au moins une partie notable des phénomènes n'ait son image dans la pathogénésie du soufre.

L'action de ce dernier dure d'un mois et demi à deux mois ; sa puissance curative ne l'abandonne pas jusqu'à l'expiration de son influence, tellement qu'on a vu des maladies très-anciennes, soumises à la modification d'*une seule dose de soufre*, guérir, sans aucun signe d'amélioration antécédente, le trente-cinquième, le quarantième jour ou même plus tard.

Les antidotes du soufre sont : *pulsatilla, nux vomica, silicea, mercurius.*

REMARQUE.

1. On trouvera que ces généralités sur quelques-uns de nos principaux médicaments sont bien imparfaites. Je suis loin de le nier. Toutefois, même dans ces conditions étroites, si notre matière médicale tout entière était l'objet d'un semblable travail, peut-être offrirait-elle aux médecins de bonne volonté, qui ouvrent nos pathogénésies, pour en tenter l'étude, un abord moins âpre et moins difficile.

L'une des pensées qui doit préoccuper le plus notre esprit n'est-elle pas de faciliter la propagande de l'homœopathie, en dépouillant cette étude de nos remèdes des aridités qu'elle présente ? Est-ce à dire que

j'aie la témérité de me proposer une pareille tâche?
Assurément non : ce serait trop présumer de mes
forces. Mais je puis au moins me donner celle de
réunir, peu à peu, dans une direction d'idées aussi
largement assise et convenablement élucidée que possible les matériaux d'une sorte d'introduction aux
pathogénésies les plus complètes de nos médicaments
homœopathiques, contenant, sous ses traits les plus
généraux, la caractéristique raisonnée de chacun de
ces moyens de guérir.

II. Dans le faible aperçu que je viens de fournir de ce
point de vue, et où j'ai moins songé à tracer des règles
qu'à en montrer l'importance, on a pu s'apercevoir
que nul des médicaments dont j'ai tâché d'esquisser
la physionomie générale n'exerce une action spéciale
uniquement appropriée au système lymphatique. Cela
vient de ce que, dans les maladies, si la prédominance du système lymphatique paraît exister seule, la
lésion vitale est trop profonde pour n'être pas chronique ; or, nulle affection chronique n'est indépendante du système nerveux ; par conséquent, dans cette
condition de chronicité, la lésion est lymphatique-ner-
veuse. Quant aux états morbides où le système lymphatique est atteint sous une forme aiguë, on peut
affirmer en toute assurance que cette atteinte présente toujours manifestement une association importante du système sanguin ; en sorte que la lésion est
lymphatique-sanguine. Que, si le système gastrique

est compromis concurremment avec le système lymphatique, cette compromission offrant toujours de la
chronicité, le système nerveux ne manque jamais d'y
mêler son influence, en sorte que la lésion est très-
complexe.

La déduction logique de ces prémisses est que les
agents médicamenteux ne peuvent, par leur action
pathogénétique, ébranler le système lymphatique sans
toucher simultanément au système nerveux, et quelquefois même au gastrique avec celui-ci, dans tous les
cas où cette action est de nature à exercer une influence prolongée sur l'économie vivante, et sans
toucher puissamment au système sanguin, quand cette
influence est, au contraire, de courte durée.

III. Un autre fait que l'on entrevoit aisément dans
l'étude des médicaments homœopathiques est que tous
ceux dont l'action est à effet profond et de longue
durée portent une atteinte évidente et considérable
au système nerveux.

Or, ce sont ces agents à longue influence qui sont
en général le plus utiles et seuls curatifs dans les maladies chroniques.

Mais, d'une autre part, les médecins qui ont scruté
à fond le génie de ces maladies s'accordent, en général, à considérer le système nerveux comme le siége
de prédilection de tout germe chronique; et il n'en
manque pas qui, sans se préoccuper d'aucune idée
de germe, sont allés jusqu'à ne voir dans toute affec-

tion chronique, même les dartres, le scrofule, le cancer, etc., qu'un état de l'économie purement et exclusivement nerveux.

On peut juger par là si j'ai été dans le vrai en
induisant de la chronicité inévitable de toute lésion,
exclusive en apparence, du système lymphatique, que
cette lésion était aussi de nature nerveuse, à raison
même de sa chronicité.

Mais, ce qui aurait encore une importance majeure,
ce serait si, d'accord avec l'expérience, on était fondé
en raison à considérer tout agent pathogénétique,
exerçant une action longue et profonde sur le système
nerveux, comme approprié par là même aux maladies chroniques. De cette façon, la question si difficile
des médicaments apsoriques et antipsoriques se trouverait tranchée, autant qu'elle peut l'être.

Les médicaments qui, modifiant primitivement le
système nerveux, lui portent une atteinte puissante,
surtout en durée, seraient dits antipsoriques. Ceux
dont l'influence est au contraire indépendante du système nerveux, ou même nerveuse, mais peu durable,
fût-elle très-intense, seraient dits apsoriques.

IV. En ce qui touche à l'étude même des médicaments dont j'ai tâché d'esquisser la physionomie, on
a dû être frappé d'une chose, à savoir que c'est, si
l'on peut ainsi dire, l'*idiosyncrasie* du tempérament
morbide artificiel qu'ils développent, chacun suivant

sa spécificité, dans l'économie vivante, qui caractérise leurs différences.

Ainsi, l'action de la pulsatille et celle de l'arnica s'exercent, l'une et l'autre, sur les systèmes sanguin et nerveux. Bien plus, l'une et l'autre s'opèrent sur le système sanguin sous la forme générale de fluxion, de congestion simple.

Il n'en existe pas moins entre ces deux actions une dissemblance considérable.

Et d'abord, la fluxion congestive de la pulsatille est en général brusque et mobile, et, alors même qu'elle séjourne un certain temps sur le même point, elle est sujette aux délitescences, aux métaptoses et même aux métastoses.

La congestion sanguine de l'arnica peut aussi être brusque, mais elle est toujours fixe, progressive. C'est à cause de cette persistance, de cette progression, qu'elle arrive jusqu'à la déchirure des tissus et à la formation de foyers hémorragiques (poumon, encéphale, etc.) ou d'hémorragies externes (muqueuses, etc.), et aussi qu'elle affecte toutes les apparences de lésions traumatiques proprement dites, etc.

Quant à la différence d'agir de la pulsatille et de l'arnica sur le système nerveux, elle se caractérise par autant d'immobilité dans le dernier que de mobilité dans la première, de marche assurée et grave dans l'un que de marche bizarre et capricieuse dans l'autre.

L'arsenic et la camomille portent atteinte, l'un et l'autre, aux systèmes gastrique et nerveux. Mais l'action de l'arsenic a un caractère profond et malin, incomparable en intensité, et représente tout ce qu'on peut imaginer de plus violent comme douleur, comme inflammation, comme lésion des tissus.

L'action de la camomille offre, au contraire, une certaine exaltation vive, mais non profonde et grave, de la douleur, de simples troubles de nutrition, beaucoup de mobilité et d'incertitude dans les symptômes, un ébranlement facile des systèmes bilieux et nerveux, et une appropriation spéciale aux maladies des enfants et des femmes en couche, et aux suites premières de la colère.

Le mercure soluble et le rhus toxicodendron adressent, l'un et l'autre, leur influence aux systèmes lymphatique et nerveux, mais avec une manière d'agir absolument dissemblable.

En effet, l'idiosyncrasie du tempérament morbide artificiel, lymphatique-nerveux, que provoque le mercure dans l'organisme vivant, se traduit par une sorte de génie chronique qui accompagne les symptômes les plus aigus en apparence ; par une excessive sensibilité à la douleur venant de la diminution des forces toniques et d'une extrême délicatesse nerveuse ; par l'aggravation énorme, intolérable, des souffrances à la chaleur du lit ; par la rougeur soit à peine rosée de l'inflammation à cause de l'excès des fluides blancs, soit très-intense, au contraire, à cause de l'accumulation du sang dans des tissus mous et sans réaction ; par des phénomènes nerveux offrant, bien que dans un mode analogue à celui de la belladone, cet aspect de faiblesse, caractéristique de la prédominance du système lymphatique, etc.

L'idiosyncrasie du tempérament morbide de même nom, que développe le rhus toxicodendron, a les caractères tout autres : de fluxions érésipélateuses lisses ou phlycténoïdes ; de douleurs articulaires ou musculaires, s'aggravant par le repos ou par le premier effort pour se mettre en mouvement, et se calmant par le mouvement même de la partie malade ; d'un mode particulier d'affecter le système nerveux et les forces générales, qui en fait un agent puissant dans la période extrême des maladies aiguës malignes, etc.

V. Quoi qu'il en soit des traits caractéristiques généraux des médicaments homœopathiques, ce n'est et ne peut être qu'un simple commencement d'initiation à une étude difficile, rude et parfois même décourageante : il ne faut point s'en tenir là pour l'étude vraie et encore moins pour l'emploi de ceux-ci dans les maladies ; mais bien ne s'en rapporter qu'au seul examen approfondi de la matière médicale pure.

DEUXIÈME DIVISION.

EMPLOI DES REMÈDES HOMŒOPATHIQUES DANS LES MALADIES.

ARTICLE PREMIER.

Règles générales de cet emploi.

§ 1er.

Il en est de l'emploi des remèdes homœopathiques dans les maladies comme de leur expérimentation sur l'homme sain : c'est l'estomac qui, dans l'organisme, en est l'agent principal.

Nous avons observé que, pour l'expérimentation pathogénétique, nulle substance ne doit être employée en son état toxique, mais seulement de manière à ce que, tout en possédant la propriété d'exciter des symptômes de souffrance et de trouble, ceux-ci ne puissent jamais par eux-mêmes aller jusqu'à la destruction ou à la détérioration radicale de l'organisme. A plus forte raison la substance à employer sur le malade doit-elle être préparée et dosée de telle sorte qu'elle soit exempte de toute action vraiment destructive sur un sujet réduit, par le mal, à être moins fort en résistance vitale.

Ce qui ajoute encore à la nécessité d'une dose sagement modérée de tout remède employé sur le vivant
malade, c'est que, pour en communiquer l'influence
à celui ou ceux des grands systèmes organiques élémentaires et à celui ou ceux des organes qui souf-
frent, et leur en faire sentir l'impression, l'estomac a
bien moins à faire que s'il agit dans un organisme
parfaitement sain. Ici, en effet, il n'existe pas de travail sympathique général déjà tout préparé ni de
sensibilité surexcitée, pour percevoir l'action du remède; tandis que dans l'organisme malade il y a
non-seulement une communication sympathique
puissante d'exquise sensibilité et de douleur entre
l'estomac et tout ce qui est en état de souffrance dans
l'économie, mais encore un concours général de tout
l'ensemble vivant vers le désordre morbide qui se
passe dans tel système et tel organe, pour le réparer.

Il est donc clair que, si, pour l'étude pathogénétique, la préparation et la dose des médicaments doivent être telles qu'ils ne puissent opérer en agents
toxiques, elles doivent, pour l'emploi pathologique,
atténuer encore considérablement l'état, même non
toxique, de ces substances.

§ 2.

Une maladie étant donnée, comment doit-on s'y
prendre pour le choix du remède ?

Il faut, en premier lieu, relever très-exactement les symptômes appréciables, matériels et autres, de la maladie, et, si cette dernière n'est purement générale, s'efforcer de reconnaître et l'organe et l'appareil organique sur lesquels elle s'est localisée, et la fonction qui est lésée dans l'organe, et le mode particulier de la lésion.

En deuxième lieu, on démêlera dans la physionomie générale et spéciale des symptômes quelle est l'espèce de tissus compromis, et ensuite celui ou ceux des grands systèmes organiques élémentaires qui sont frappés par la maladie ; de même, toujours en remontant du matériel au dynamique, de l'organisme à la vie, on déterminera comment et en quoi sont atteintes les forces et la sensibilité, et, s'il y a de la fièvre, quel en est le mode.

En troisième lieu, on appréciera les conditions intellectuelles et morales dans lesquelles se trouve le sujet par rapport à sa maladie.

Cela fait, on devra choisir le remède dont la symptomatologie offrira le plus de ressemblance avec les symptômes de cet état morbide, quant à l'intellect et au moral, quant aux forces et à la sensibilité, quant à la fièvre, quant aux grands systèmes organiques élémentaires, à l'appareil organique et à l'organe, aux fonctions et aux modes de fonctions compromis. Ce remède, s'il correspond de tous points, s'il s'a-

dapte parfaitement à l'état morbide, le guérira infailliblement.

§ 3.

Il y a deux méthodes de traitement homœopathique : l'une, directe simple ; l'autre, directe analytique.

La méthode de traitement est directe simple, quand,
les effets pathogénétiques du remède choisi étant parfaitement analogues à ceux de la maladie, cette dernière cède à l'emploi de ce moyen unique.

La méthode de traitement est directe analytique,
quand, nul médicament ne présentant dans sa pathogénésie un ensemble de symptômes exactement semblable à celui des phénomènes morbides, il faut en
combattre successivement un groupe par un moyen,
un autre par un ou plusieurs autres; ou bien lorsque, par suite de la mobilité des symptômes de la
maladie, c'est tantôt le système nerveux, tantôt le
sanguin, tantôt le gastrique, etc., qu'il faut modifier,
pour arrêter ou prévenir le développement de symptômes nouveaux, sanguins, gastriques, nerveux, redoutables ; ou encore lorsque c'est tantôt tel organe ou
telle fonction, tantôt tel ou telle, qu'il faut dégager
d'un mal qui passe aisément de l'un à l'autre.

Ainsi, dans toutes les maladies, aiguës ou chroniques, qu'un seul médicament, donné en une seule ou

en plusieurs doses, suffit à guérir, c'est évidemment à la méthode thérapeutique directe simple qu'est due la guérison.

Le médecin homœopathe doit faire une étude assez approfondie des remèdes, afin d'être en mesure, dans tous les cas où la chose est possible, d'employer la méthode directe simple pour le traitement des maladies, les guérisons ainsi obtenues étant les plus promptes et peut-être même les plus solides.

Lorsqu'on est appelé près d'un malade, au moment où une maladie aiguë débute, alors que, dans l'organisme, il n'y a d'envahi qu'un mode vital déterminé, sans localisation du mal, la guérison, si l'on se fait un tableau exact des souffrances du malade et de leurs causes, pourra presque toujours être obtenue par le méthode directe simple.

Il en sera de même dans les maladies aiguës localisées qui ont une marche très-régulière. Ainsi, dans quelques pleuropneumonies, dans quelques angines tonsillaires, dans le panaris, dans quelques fièvres inflammatoires franches.

Il en sera de même encore dans les maladies chroniques où la vie et l'organisme n'attendent qu'une modification spéciale et unique, plus ou moins prolongée, pour que le mal disparaisse, comme on le voit dans plusieurs des observations cliniques rapportées ci-après.

Remarquons toutefois que jamais, ou presque jamais, surtout dans les maladies chroniques, on ne saurait affirmer *a priori* qu'une guérison aura lieu par la méthode directe simple.

Il n'en est pas moins que tout médecin doit tendre incessamment à traiter et guérir les maladies par cette méthode, parce qu'elle est la plus parfaite. En d'autres termes, il doit toujours étudier si bien et l'état morbide et le remède à employer, que ce dernier s'adapte mieux que nul autre à l'ensemble des symptômes et puisse relativement sembler le plus puissant pour produire la cure. Ce but d'arrêter et de guérir le mal par le remède actuel, et par lui seul, ne saurait quitter la pensée du médecin. Il ne peut avoir d'autre tendance dans l'esprit, à quelque moment qu'il se trouve de la maladie, au début, au milieu ou à la fin. Le choix de chaque remède nouvellement administré sera tel, qu'on puisse croire, au besoin, n'en avoir point d'autre à donner au malade ; en sorte que, si dans le traitement on sort de la méthode thérapeutique directe simple, ce soit involontairement et non d'idée arrêtée d'avance.

De là vient que l'étude approfondie des remèdes, afin d'en saisir, de plus en plus, non-seulement la physionomie générale, mais les nuances les plus délicates, est un devoir du médecin homœopathe, aussi bien que l'attention scrupuleuse et toujours soutenue de se faire décrire les phénomènes morbides dans leurs détails les plus minutieux, les plus caractéristiques, pour approcher tous les jours davantage de la

méthode thérapeutique directe simple, dans le traitement des maladies.

La méthode thérapeutique directe analytique (quels
que doivent être d'ailleurs les efforts du médecin pour s'éloigner le moins possible de la méthode
directe simple) est le plus souvent inévitable dans les
cas de maladies aiguës très-compliquées, où la plupart
des grands systèmes organiques élémentaires sont
ébranlés et compromis, où il existe de toutes parts
des symptômes généraux et locaux d'ordres divers,
ne pouvant, si l'on peut dire ainsi, être exactement
embrassés par l'action d'un seul remède.

Elle est encore inévitable dans les maladies aiguës
dont la marche n'est pas nette, et où il faut combattre
à temps des symptômes qui, bien que secondaires,
se présentent sous un aspect redoutable et menaçant
d'agir en causes de désordres irréparables, une fois
existants. En de telles circonstances, la médication se
borne souvent à écarter les complications graves et à
simplifier la maladie, ne pouvant l'enrayer et la supprimer, comme il serait possible de le faire si elle
avait une allure et une marche franches et précises.

Enfin, elle est inévitable dans les maladies chroniques rebelles, dont aucun remède n'atteint suffisamment tous les symptômes. En ce cas, l'œuvre du médecin consiste à analyser les phénomènes morbides
caractéristiques et autres très-importants, et à les soumettre à l'influence du remède y répondant le mieux.

L'action de cet agent curatif étant produite, on analyse de nouveau les symptômes notables restants de la maladie, pour les attaquer par un second remède, — puis par un troisième, — un quatrième, etc., jusqu'à l'extinction totale de l'état morbide, ce qui toujours demande un temps considérable.

Les traitements par la méthode directe analytique nécessitent, de la part du médecin, pour être bien dirigés et ramenés le plus près possible de la médication directe simple, beaucoup de travail d'esprit, beaucoup de réflexions et de recherches, à cause de la ténacité du mal et des difficultés de s'en rendre maître.

Rappelons ici, suivant la démonstration présentée dans la deuxième partie de ce travail, que, néanmoins l'imperfection plus ou moins grande d'un traitement fait d'après la méthode directe analytique, l'action de chaque remède homœopathique, même mal choisi, exerce au sein de l'économie malade une stimulation générale bienfaisante qui soutient les forces, sans y porter aucun dommage, vu l'exiguïté de la dose.

§ 4.

On doit tenir un très-grand compte de l'état de l'esprit et du moral dans le traitement homœopathique des maladies.

Hahnemann dit dans l'*Organon* de l'art de guérir :

« L'aconit produit rarement, jamais même, une

guérison rapide et durable, quand l'humeur du malade est égale et paisible ; ni la noix vomique, quand le caractère est doux et flegmatique ; ni la pulsatille, quand il est gai, serein et opiniâtre; ni la fève de Saint-Ignace, quand l'humeur est invariable et peu sujette à se ressentir soit du chagrin, soit de la frayeur.

« On ne guérira donc jamais d'une manière conforme à la nature, c'est-à-dire d'une manière homœopathique, tant qu'à chaque cas individuel de maladie, même aiguë, on n'aura pas simultanément égard au symptôme du changement survenu dans l'esprit et le moral, et qu'on ne choisira point pour remède un médicament susceptible de provoquer par lui-même non-seulement des symptômes pareils à ceux de la maladie, mais encore un état moral et une disposition d'esprit semblables. »

Il existe une liaison si étroite, si intime et si profonde entre les phénomènes morbides de l'intellect et du moral et ceux de notre nature physique, que Hahnemann a pu dire encore :

« Presque toutes les maladies qu'on appelle affections de l'esprit et du moral ne sont autre chose que des maladies du corps dans lesquelles l'altération des facultés morales et intellectuelles est devenue tellement prédominante sur les autres symptômes, dont la diminution a lieu plus ou moins rapidement, qu'elle finit par prendre le caractère d'une maladie particulière et presque d'une affection locale.

16

« Les cas ne sont point rares dans les maladies dites corporelles qui menacent l'existence, comme la
suppuration du poumon, l'altération de tout autre vis-
cère essentiel, la fièvre puerpérale, etc., où le symptôme
moral augmentant rapidement d'intensité, la maladie
dégénère en une espèce de manie, de mélancolie ou
de fureur, ce qui éloigne le danger de mort résultant
jusque-là des symptômes physiques, lesquels même
s'amendent au point d'en revenir presque à l'état de
santé....., tandis que le symptôme moral, auparavant
très-léger, a pris une prépondérance telle, qu'il est devenu le plus saillant de tous. »

§ 5.

Hahnemann divise les maladies en aiguës et en
chroniques.

A ces dernières, il assigne trois causes : le virus
syphilitique, le virus sycosique et le virus psorique.

Il partage les aiguës en spécifiques, telles que la
peste, le choléra, l'hydrophobie, les fièvres éruptives
(variole, rougeole, scarlatine), et en non spécifiques.

Quant aux maladies aiguës non spécifiques, il les considère comme ayant chacune, dans tous les sujets et dans
tous les cas, une individualité propre, qui, selon lui, en
rend irrationnelle la division en classes distinctes.

Du point de vue de la médication homœopathique,
la classification de ces maladies n'est assurément pas

indispensable, et l'on comprend l'opinion si positive de Hahnemann sous ce rapport. Chaque traitement est, en effet, une chose à part qui demande une étude toute spéciale et indépendante. Ce n'est pas d'après le rapport appréciable des maladies entre elles qu'on en établit les bases, mais bien suivant leur correspondance avec les remèdes. Comment alors former des classes de maladies, à moins que ce ne soit tout simplement et uniquement un moyen de s'entendre?

Du point de vue de la médication allopathique, considérer chaque maladie aiguë non spécifique comme une individualité, renverserait toutes les bases de cette médication ; voici pourquoi une classification des maladies est de rigueur pour le médecin allopathe. En effet, du moment que les moyens de traitement ne son appelés à produire que des effets généraux, il est rationnel d'admettre des classes et des ordres de maladies où les remèdes soient employés suivant des règles générales plus ou moins absolues. Et, néanmoins, la difficulté d'une classification est si grande, les principes en sont tellement incertains, que toutes les écoles médicales sont en dissidence sur les fondements à lui donner, et que chaque médecin peut, à volonté, en adopter et en produire une de son choix et purement arbitraire.

Si donc nous voulions adopter un mode de classification des maladies dites non spécifiques par Hahnemann, ce ne serait point d'une manière absolue, mais uniquement comme un moyen conventionnel de les étudier, sans prétendre que de là on doive induire des conséquences d'une importance bien sérieuse par rapport au traitement.

Cela étant bien déterminé et bien compris, on ne voit pas qu'il pût être préjudiciable à la doctrine homœopathique d'admettre une classification de ces maladies; nous demanderons comment et en quoi cela nuirait à la précision dans le choix des remèdes homœopathiques et à leur bonne administration.

Quant aux maladies chroniques, nous venons de voir qu'Hahnemann même admet trois ordres d'essences morbides : les vices syphilitique, sycosique et psorique.

Au vice psorique il rapporte toutes les maladies chroniques, comme toutes les complications chroniques des maladies aiguës qui ne sont pas dues à l'un des deux autres.

L'admirable travail d'observation, de savoir et de génie, qu'il a fait pour arriver à la démonstration de cette thèse, est assurément un des chefs-d'œuvre de la science médicale.

Mais est-il bien réel que la psore (considérée comme la gale, ou principe de la gale proprement dite) soit la source commune de toutes les maladies chroniques qu'Hahnemann en fait découler : le rhumatisme, la goutte, les dartres, le squirre, le cancer, le scrofule, le scorbut, et tous ces maux interminables, toutes ces anomalies diverses, tous ces malaises sans fin qui se produisent sous les formes de catarrhes chroniques, états nerveux, névralgies, etc., suppurations, tumeurs, loupes, exostoses, etc., maux d'estomac, d'entrailles, flueurs blanches, etc., surdité, amaurose, cataracte, ophthalmies chroniques, etc., etc. ?

Des médecins de grande autorité l'admettent; d'autres médecins, d'autorité tout aussi grande, le nient.

Parmi ces derniers, M. Tessier, médecin de l'hôpital Sainte-Marguerite, à Paris, l'une des gloires et des colonnes de l'homœopathie, refuse au principe psorique, en tant que gale proprement dite, et accorde au principe dartreux d'être la cause d'une infinité de maladies chroniques. Mais il n'en soutient pas moins l'existence essentielle des principes scrofuleux, rhumatismal, goutteux, cancéreux, etc. Il a reconnu, dit-il, que les mélanges des races ont dû développer dans toutes les familles, à travers les générations, des prédispositions plus ou moins prochaines, mais réelles (et pour la manifestation desquelles il ne faut que des circonstances, des conditions de certain ordre et suffisantes, suivant les individus), à toutes les maladies chroniques, de quelque principe scrofuleux, goutteux, ou autre, qu'elles procèdent. Il en déduit que les transformations d'une maladie scrofuleuse, par exemple, en une maladie cancéreuse indiquent, d'abord, dans le sujet la prédisposition à ces deux maladies, et ensuite que les circonstances favorables au développement de la première ont cessé ou ont perdu de leur intensité, alors que les circonstances favorables au développement de la dernière se sont produites et ont acquis une puissance supérieure; ou encore que la prédisposition à telle maladie existant dans tel ordre de tissus ou dans tel organe, tandis que la prédisposition à telle autre maladie existe dans un autre ordre de tissus ou d'organes, il peut y avoir des transformations de maladies tenant uniquement à des conditions particulières dans lesquelles un organe non malade le devient, alors qu'un autre organe déjà malade cesse de présenter des symptômes morbides ou les présente avec moins d'intensité.

Parmi les médecins qui défendent la thèse contraire, M. Gastier vient de publier un travail très-remarquable, où il l'appuie de son entière adhésion. Ce travail a pour titre : *De la prophylaxie en général, et de son application aux maladies épidémiques et aux affections chroniques héréditaires.*

L'opinion de ces médecins se fonde principalement sur les transformations, si fréquentes, des maladies chroniques, transformations dont M. Tessier s'est attaché à rendre raison de son point de vue, et ensuite à ce que l'une des tendances de toutes les maladies chroniques est de se compliquer souvent d'éruptions herpétiques et d'y trouver quelquefois leur solution ; enfin à ce que toutes les maladies aiguës graves, qui

ne sont pas de nature exanthématique, et qui, sous
l'influence d'une médication convenable, se terminent
par des éruptions cutanées, peuvent être considérées
comme ayant des complications chroniques.

Les faits en faveur de cette doctrine basée sur l'unité de germe dans les maladies chroniques sont
nombreux. Je citerai celui d'une famille que j'ai connue, et dans laquelle le chef, atteint de la cataracte,
et très-bien portant d'ailleurs, aussi bien que sa
femme, avait un fils dartreux, qui lui-même a eu des
enfants et petits-enfants scrofuleux, phthisiques et cancéreux, et une fille cancéreuse qui a donné le jour à
des enfants couverts de dartres et de scrofules. Ici, la
cataracte du père ne semble-t-elle pas avoir contenu
en germe le principe du scrofule, des dartres, du cancer dont ses enfants et petits-enfants ont été infectés?

Voici un autre fait non moins remarquable. Il s'agit d'une malade qui, après avoir souffert longues années d'un asthme nerveux, a, pendant la durée du
traitement homœopathique auquel je l'ai soumise, vu
cette maladie se transformer successivement, pour se
terminer ensuite par la guérison : 1° en un état nerveux affectant violemment le moral et se résolvant
tous les jours en d'abondantes larmes ; 2° en une
éruption d'abord pustuleuse, puis squammeuse ; 3° en
violentes douleurs articulaires ; 4° en une toux catarrhale des plus tenaces, souvent avec crachement de
sang ; 5° enfin en l'apparition subite d'une tumeur

considérable de l'aine droite, à la suite d'excessives douleurs intestinales. Cette tumeur ayant cédé peu à peu à l'action prolongée du *carbo animalis* homœopathique, la santé de la malade s'est depuis lors (mai 1850) conservée en très-bon état.

Pour compléter cette observation, je noterai que la deuxième fille de cette malade, âgée de dix-sept ans, a longtemps souffert d'ulcères scrofuleux des os du carpe et du tarse droit, dont elle présente encore les profondes et hideuses cicatrices.

Ainsi, on trouve dans un seul et même sujet presque toutes les formes morbides chroniques se succédant et paraissant s'engendrer les unes les autres. C'est assurément là un des cas qui combattent le plus en faveur de l'unité du germe dans les maladies chroniques. Or, il n'est point de médecins qui n'aient observé un certain nombre de faits plus ou moins analogues ; mais l'argumentation qu'on peut tirer de ces faits est combattue, non sans quelque succès, par l'argumentation contradictoire.

Est-ce à dire que la question n'ait pas de solution possible ?

Posée comme elle l'est, elle reste assurément indécise ; et l'on comprend qu'il ne peut en être différemment, du moment qu'un même fait a, dans les deux opinions, une explication à peu près satisfaisante, et que, dans un cas comme dans l'autre, les indications sont les mêmes quant à la thérapeutique.

Il me semble que, pour poser la question comme elle doit l'être, il faut s'élever plus haut qu'à une simple appréciation de faits enveloppés d'obscurité et de mystère. Sans cela, comment pourrait-on concevoir qu'il fût possible de démontrer, à la satisfaction de tous les esprits, soit l'unité, soit la pluralité des essences, des germes morbides chroniques? Mais si, à raison même de cette obscurité des faits et du doute qui en est la conséquence, on envisage la question d'un point de vue synthétique, ainsi que l'ont fait des hommes d'un grand mérite, on peut trouver la solution de la difficulté qui nous occupe.

Un auteur d'un mérite incontestable, d'une conception vaste et riche, d'un remarquable talent de classification, le docteur Lucas, après avoir étudié, d'une part, les faits innombrables d'hérédité morbide et non morbide, signalés dans les auteurs, et, d'une autre part, les affections et les anomalies, plus nombreuses encore, indépendantes de toute hérédité, rapportées dans les annales de la science, s'est vu forcé d'admettre deux modes de production des maladies chroniques et des anomalies, l'*hérédité* et l'*innéité*.

L'innéité est une sorte de spontanéité vitale individuelle, à laquelle cet auteur rapporte tous ceux de ces faits qui ne trouvent pas leur cause dans l'hérédité.

L'admission de ces deux principes prouve incontestablement la nécessité d'une distinction entre les maladies et les anomalies dont on hérite et celles qui se produisent spontanément. Mais elle ne satisfait pas de tous points.

Ainsi, nous pouvons demander, en considérant l'hérédité et l'innéité par rapport aux maladies seulement : hérédité de quoi?... innéité de quoi?...

Est-ce simplement d'une forme symptomatique ; car c'est là ce qui constitue purement la maladie ou manifestation extérieure sensible d'une affection interne? — Ou bien est-ce d'une affection, d'un germe intérieur, mystérieux, plus ou moins saisissable?

M. Lucas ne touche pas ce point important de la question. Il ne le soupçonne même pas.

Il peut être ainsi résolu :

Toute maladie ou anomalie chronique chez le vivant tient : 1° à une innéité de germe, d'affection, 2° et, très-fréquemment, à une hérédité de forme.

Le germe est en nous; il peut revêtir toutes les formes. Celles-ci seules sont du domaine de l'hérédité, soit qu'elles en viennent déjà ou que seulement elles y entrent.

Reste à savoir maintenant si le germe inné l'est primitivement et tient de notre nature même, dès la création, ou s'il n'a été lié, attaché à notre vie que depuis.

Baader, Haller, Pujol de Castres admettent un état primitif de l'homme, d'éternelle jeunesse et beauté, où la souffrance, la laideur, le déclin et la mort, suites du péché, lui étaient inconnus, et ils rapportent à la date du déluge l'origine de l'abréviation de l'existence humaine et des maladies.

Raisonnons du point de vue de ces auteurs :

Dieu eût d'abord introduit la mort dans le monde, comme punition d'une première révolte. Après le déluge, punition de révoltes nouvelles, il y eût jeté, avec la brièveté de l'existence, le *germe* des maladies, germe unique en lui-même, mais pouvant se manifester sous des formes très-diverses suivant les circonstances de production.

Les maladies furent aiguës au début. L'affaiblissement successif et croissant des races leur donna le type chronique, auquel se rattachent toutes les prédispositions, considérées en général, suivant lesquelles un individu quelconque, placé en de certaines conditions, peut contracter toutes les maladies chroniques imaginables. L'hérédité des formes morbides affectées par le type chronique engendra les maladies héréditaires.

Ainsi se trouverait tranchée la difficulté touchant le germe des maladies chroniques et héréditaires.

Le germe est unique ; l'affaiblissement des races lui a donné la chronicité ; l'hérédité lui a donné toutes les formes héréditaires.

Le médecin ne peut attaquer évidemment que la chronicité et l'hérédité ; il ne peut rien sur le germe.

L'avenir de la médecine est tout entier là : détruire, par préservation, la chronicité des maladies et

leur hérédité. — C'est ce qui a fait dire à Bordeu :
« Pourquoi ne pas donner à l'enfant nouveau-né,
outre une nourriture choisie, comme on fait ordinairement, des remèdes capables d'emporter l'impression héréditaire? Pourquoi ne pas traiter sa nourrice,
afin de lui faire teter un lait chargé de principes qui
puissent s'opposer au progrès du virus inné. » — Le
Précis de la prophylaxie en général, par M. Gastier,
répond au vœu émis par Bordeu.

Quoi qu'il en soit de cette unité de principe, et ad-
mît-on, avec les médecins dissidents, la multiplicité des
germes morbides chroniques, il n'en est pas moins
que les observations pathologiques de tous les auteurs
anciens et modernes prouvent qu'il n'est point d'états
morbides chroniques, n'importe leurs causes, qu'on
n'ait vus souvent se compliquer d'éruptions à la peau,
d'autres fois se transformer et quelquefois se résoudre
en ces derniers. D'où il suit évidemment que les maladies de peau ont une grande affinité avec toutes les
maladies chroniques. Or, c'est cette forme cutanée
à laquelle toutes ces maladies sont susceptibles d'a-
boutir, comme complication, transformation ou terme
d'elles-mêmes, qu'Hahnemann appelle la *psore ;* c'est
là qu'il voit la cause essentielle, niée par d'autres, de
toutes les maladies chroniques.

Partant de là, qu'on adopte l'opinion de plusieurs
essences ou d'une seule dans ces maladies, il est certain que cela ne peut influer en bien ou en mal sur

le traitement dont les bases reposent uniquement sur le rapport d'analogie entre le mal et le remède.

§ 6.

Des traitements curatifs et des traitements palliatifs.

Lorsque dans le traitement des maladies les symptômes qu'elles présentent ont une analogie parfaitement exacte, de tous points, avec ceux du remède employé, il y a extinction de la maladie par le remède, presque sans convalescence, même dans les cas chroniques.

Les traitements, où tous les efforts du médecin n'ont d'autre objet que d'appliquer les remèdes aux maladies suivant cette correspondance exacte, abrégent toujours ces dernières, parce qu'ils opèrent des effets curatifs.

Il en est autrement des traitements où l'on ne s'applique qu'à pallier les symptômes. On sait qu'ils ne raccourcissent jamais la durée de la maladie, si même ils ne l'augmentent. Tels sont la plupart des moyens de la thérapeutique allopathique. Aussi, les médecins éclairés qui emploient cette méthode de guérir n'aspirent-ils point à diminuer la durée du mal, mais seulement à en éloigner les aggravations, s'en rapportant aux seules forces et aux seuls moyens de la nature pour la durée proprement dite.

Cependant il est des cas où l'emploi des remèdes palliatifs est indispensable.

« Cet emploi, dit Hahnemann, n'est utile que dans un petit nombre de cas, dans ceux surtout où la maladie s'est développée rapidement et menace d'un danger presque instantané.

« Ainsi, par exemple, dans l'asphyxie par congélation, après les frictions à la peau et l'exposition graduelle à une température de plus en plus élevée, rien ne rend plus promptement à la fibre musculaire son irritabilité, aux nerfs leur sensibilité, qu'une forte infusion de café....

« De même dans les cas de convulsions hystériques ou d'asphyxie, l'influence temporaire d'un palliatif (comme l'odeur d'une plume grillée) peut être indiquée d'une manière pressante. »

Et combien de cas encore où des moyens légèrement palliatifs, tels que des boissons chaudes, des lavements, cataplasmes, bains tièdes, etc., peuvent être très-utiles.

§ 7.

Les cas épineux, pour les traitements curatifs, sont ceux où l'on n'aperçoit qu'un ou deux symptômes qui n'ont rien de caractéristique.

Souvent l'action du remède employé en réveille de mieux indicateurs, ce qui arrive surtout dans les cas

où le symptôme unique traduisant la maladie se produit non sur le point vraiment lésé de l'économie vivante, mais sur tout autre, *pars recipiens*, par rapport
au vrai siége de la lésion, *pars mandans*. — Un médicament homœopathique bien choisi, d'après la forme
du symptôme, dont *pars recipiens* est le siége, a fréquemment pour effet de réveiller dans la partie réellement lésée, *pars mandans*, des symptômes qui, tout à la
fois, font connaître le siége de la maladie et en facili-
tent le traitement.

Cela existe encore dans certains cas d'affections
aiguës, où, malgré l'exiguïté des symptômes, le malade se sent néanmoins fort mal, de manière que l'on
peut attribuer cet état à l'engourdissement de la sensibilité qui ne permet pas au sujet de percevoir nettement les douleurs et les incommodités. En pareil cas,
dit Hahnemann, l'opium fait cesser cet état de stupeur du système nerveux, et les symptômes de la maladie se dessinent clairement pendant la réaction de
l'organisme.

Mais trop souvent le petit nombre des symptômes
persiste, quoi qu'on fasse, et aussi longtemps qu'il
ne change point de manière d'être, il tient le traitement en échec.

La plupart des maladies qui ont peu de symptômes
sont chroniques, dit Hahnemann.

Il est à remarquer que, dans un grand nombre de
ces maladies, tous les organes et les fonctions sem-

blent en quelque sorte s'être tous coalisés, pour fixer
sur un seul point, sous une forme symptomatique unique et restreinte, et pour y tenir comme emprison-
née, enchaînée, une cause morbide interne, perma-
nente, dangereuse pour la vie; et, à cette condition,
le sujet est, sinon bien portant, au moins actuellement
et pour un temps, exempt de péril grave. Là évidemment l'économie vitale sacrifie un organe ou une
fonction d'organe au bien de l'ensemble organique et
fonctionnel. Combien d'ulcères chroniques, de surdi-
tés, d'otorrhées purulentes, de cataractes, d'amauro-
ses, d'anosmies, de catarrhes bronchiques, de malaises d'estomac, de tumeurs indolentes, etc., cachent
et enrayent, pour le vivant, des affections morbides
qui seraient mortelles, si elles prenaient une extension symptomatique plus considérable.

De telles maladies, ne provoquant aucun symptôme
caractéristique, soit local, soit sympathique, soit général, sont bien souvent incurables, parce que le
choix du remède ou des remèdes spéciaux est à peu
près impossible, et qu'en outre tout le système vital et
organique concourt en quelque sorte à maintenir cet
état.

On a pu observer que ces affections localisées, en-
chaînées ainsi sur un seul point de l'organisme, sans
que la vie en soit compromise, pendant longtemps,
voilent fréquemment des causes non-seulement chroniques, mais très-redoutables. Rappelons, à ce sujet,

le cas cité plus haut d'un chef de famille, chez qui la cataracte dissimulait le principe du scrofule, du cancer, des dartres, de la phthisie, dont furent atteints ses enfants et petits-enfants.

Dans une autre famille, le père est mort âgé de quatre-vingt-dix ans, ayant la cataracte depuis plusieurs années. La mère vit encore très-bien portante, à l'âge de quatre-vingt-quatre ans. L'un et l'autre, sauf la cataracte du père, n'ont cessé de jouir d'une belle santé. Leurs quatre enfants, au contraire, ont toujours été maladifs et sont morts avant leurs parents. Les petits-enfants ont des santés chétives et survivront à peine à leur grand'mère. Cette dégénération des enfants, cet affaiblissement vital, où trouvent-ils leur source? N'est-on pas fondé à la chercher dans la cataracte du père?

Les familles, — où l'amaurose, la surdité, quelques maux peu intenses de l'estomac, mais que rien n'améliore, etc., révèlent le germe redoutable de maladies chroniques très-graves, qui ne se déclareront que chez les enfants, — ces familles ne sont pas rares.

Ce n'est pas tout : les affections chroniques se fixent quelquefois, sans aucun réveil, pendant longtemps, de symptômes locaux bien appréciables, ni de symptômes sympathiques, ni de symptômes généraux, sur un organe noble, le poumon, le cœur, le foie, etc., y exercent mystérieusement d'affreux ravages, et sont trop souvent irrémissiblement mortelles, dès qu'elles sortent de cet état latent. — Telles sont la plupart des affections cancéreuses primitives, les phthisies primitives, etc.

Il est des maladies chroniques où la manifestation symptomatique extérieure (éruptions, tumeurs, ulcères, suppurations) contient toute l'action du principe morbifique interne. Ces maladies, fussent-elles le scrofule et même le cancer, sont guérissables et cèdent toujours à un traitement convenable.

Il en est d'autres où cette manifestation externe n'est qu'un excès de l'infection interne par le principe morbigène, une hypersaturation morbide. Ainsi en est-il des tumeurs et des ulcères scrofuleux chez les sujets où la diathèse scrofuleuse a envahi et s'est en quelque sorte assimilé tous les tissus, toutes les fonctions. De telles maladies peuvent être considérées comme étant le plus souvent incurables ; et, dans tous les cas, les médications les mieux appropriées auront toujours pour effet d'accroître les symptômes extérieurs, sauvegardant ainsi les organes internes.

Une maladie, soit aiguë, soit chronique, où un traitement homœopathique bien conduit n'aboutit qu'à chasser, en quelque sorte, les symptômes d'un organe à l'autre, ou à changer telle forme symptomatique en telle autre, bientôt remplacée par une nouvelle non moins grave que les précédentes, sans rien gagner sur le fond même de l'affection, est le plus souvent incurable ; on parvient tout au plus à la pallier, à l'adoucir.

§ 8.

Des conditions hygiéniques dans les maladies.

Celse trace ainsi, en quelques lignes, l'hygiène de l'homme en santé :

« Un homme sain et bien portant, et qui est le maître de ses actions, ne doit se soumettre à aucun régime absolu et n'a pas besoin de médecin. Il doit adopter un genre de vie très-varié, habiter tantôt la campagne, tantôt la ville, le plus souvent la campagne, naviguer, aller à la chasse, se reposer quelquefois, mais le plus fréquemment prendre de l'exercice : car l'inaction appesantit le corps, le travail le fortifie ; celle-là lui prépare une vieillesse précoce, celui-ci prolonge sa jeunesse. Il est bon qu'il se baigne, tantôt dans l'eau tiède, tantôt dans l'eau froide ; que tantôt il se fasse oindre le corps et tantôt il le néglige ; il n'évitera nul des aliments dont le peuple fait usage ; il se trouvera quelquefois dans les festins, d'autres fois il les évitera ; il mangera parfois plus qu'il ne faut, le plus souvent juste ce qu'il faut ; il prendra des aliments plutôt deux fois qu'une seule, par jour, et, pour la quantité, il consultera ses besoins et ce que son estomac peut digérer. Mais, si l'usage des aliments et de l'exercice est nécessaire, il serait inutile de l'outrer... ; car, lorsque quelques affaires obligent à interrompre des exercices habituels, le corps s'en trouve incommodé ; et d'ailleurs les personnes qui abusent des aliments et de l'exercice tombent facilement malades et vieillisent rapidement.... Telles sont les choses que doivent observer les personnes en bonne santé. »

Il y aurait témérité de ma part à prétendre donner sur l'hygiène dans les maladies un résumé aussi complet, aussi riche que l'est celui de Celse touchant l'hygiène de l'homme en santé. Néanmoins, la brièveté de son exposition de principes sur cette matière m'est un encouragement à présenter quelques considérations générales très-succinctes sur les conditions hygiéniques dans les maladies.

On me dira : l'hygiène est la science des choses bonnes à la santé ; la science de celles bonnes pour la maladie est la thérapeutique. Parler de l'hygiène par rapport aux maladies, c'est donc faire un contre-sens.

S'il était vrai que les choses dont traite l'hygiène fussent absolument exclusives à la santé, cette argumentation serait fondée ; mais il n'en est rien : l'hygiène s'occupe, en effet, de toutes les choses prises soit dans notre nature, soit hors de notre nature (en nous et hors de nous), auxquelles nous sommes nécessairement soumis, en nous donnant les moyens de nous les rendre bonnes et de conserver ainsi notre santé.

Mais de ces choses auxquelles nous sommes nécessairement, inévitablement soumis, celles qui sont en dedans de nous (forces organiques et fonctions) ne sont pas plus exclusives à l'état de santé qu'à celui de maladie. Dans l'un comme dans l'autre, on est forcé de s'en occuper.

Et pour ce qui est des choses qui sont hors de nous, si bien nommées *non naturelles* par les anciens, est-ce qu'il n'est pas indispensable de traiter par rapport au malade des influences de l'air, de l'aliment et des boissons, du mouvement et du repos, du sommeil et de la veille, etc., etc., précisément parce qu'il doit en user différemment qu'en état de santé?

Il est donc vrai que l'hygiène, considérée dans les choses dont elle traite, étend son domaine tout aussi bien sur l'état de maladie que sur l'état de santé.

Et il en sera de même de la thérapeutique, quand on saura en tirer parti pour la préservation des maladies, aussi bien qu'on tire parti de l'hygiène pour conserver la santé et pour faciliter la guérison ; alors la thérapeutique deviendra une des formes, une des parties de l'hygiène.

Je n'ai point l'intention d'étudier ici les choses dont s'occupe l'hygiène au point de vue de la maladie, avec les développements que ce sujet comporte : une telle entreprise m'entraînerait trop loin. Je n'embrasserai cette matière que d'une vue extrêmement générale et sans aborder les détails.

1. *De l'air atmosphérique.* — Dans les maladies comme dans la santé, la fonction respiratoire ne pouvant s'interrompre, l'air atmosphérique est un élément sans cesse indispensable à notre existence. Aussi les anciens appelaient-ils la respiration une des fonctions vitales essentielles. Néanmoins, les conditions de froid ou de chaleur, de pureté ou d'impureté, de calme ou de vivacité de l'air, ont une bien autre importance dans la maladie que dans la santé.

Dans la plupart des maladies aiguës inflammatoires, les malades ont besoin d'un air pur, calme et tempéré. Dans l'inflammation du poumon ou de la plèvre, il faut que l'air soit chaud, afin d'arriver dans les cellules pulmonaires à une température en rapport avec celle que développe l'inflammation, et modérément sec, afin de n'être pas trop excitant.

Dans les maladies aiguës catarrhales, la respiration d'un air chaud a pour effet général de faciliter les mouvements expansifs non-seulement du thorax, mais de toute l'économie, de dilater et relâcher les tissus, rétablir ainsi les fonctions suspendues de la peau et produire des sueurs critiques.

Dans les maladies aiguës avec stupeur cérébrale et résolution des forces, l'air vif, sinon froid, est utile. Dans la suette miliaire épidémique, on a reconnu qu'un moyen hygiénique de guérir les malades est d'entretenir autour d'eux une atmosphère aussi fraîche que possible, de les forcer à peu se couvrir et à se promener.

Dans les maladies chroniques, la pureté de l'air est toujours d'absolue nécessité : pur et vif dans la plupart, pour stimuler et soutenir les forces ; pur, calme et d'une chaleur douce, dans les maladies chroniques de la poitrine. — Il en est qui ont voulu prétendre que l'air miasmatique des marais était bon dans la phthisie. Cela n'est pas prouvé. Dans tous les cas, l'air chargé du miasme paludéen agirait, sous ce rapport, comme remède spécial et non pas seulement comme élément simple de la respiration.

Le mélange de l'air avec des odeurs fortes, lors même qu'elles sont douces, est nuisible à respirer. Ces odeurs, n'étant pas respirables par elles-mêmes, altèrent plus ou moins la pureté de l'air et nuisent à la santé.

L'odeur des fleurs au grand air, pendant le jour, alors que les plantes exhalent de l'oxygène en abondance, qui en atténue et annule même l'influence, n'a rien de nuisible, à moins qu'on ne cherche dans l'aspiration de leur parfum une certaine volupté, ce qui est funeste.

L'odeur des fleurs enfermées dans les appartements vicie l'air et, le rendant plus ou moins impropre à la respiration, peut altérer la santé.

En ce qui touche à la médication homœopathique, les odeurs mêlées à l'air qu'on respire, si elles sont trop fortes, peuvent avoir quelquefois un autre inconvénient, celui de neutraliser l'action des remèdes en soumettant l'économie à une influence nocive qui l'occupe et la distrait en quelque sorte, la détourne de l'action importante du remède auquel elle est soumise.

II. *De l'aliment et des boissons.* — Dans la plupart des maladies aiguës, l'aliment est nuisible et le plus souvent refusé par l'estomac. Attentif au travail morbide général, qui appelle toute son action, cet organe substitue à sa fonction habituelle celle de réveiller, de toutes parts, les sympathies et synergies utiles à la solution du mal. C'est cette participation si considérable et si complète de l'estomac aux maladies qui a fait prendre le change à Broussais et lui a montré la gastrite partout.

De là cette suppression de la faim, ce dégoût absolu pour les aliments, pendant la fièvre, ces soulèvements de cœur, ces vomissements de mucosités ou de bile, produit d'une intolérance de l'estomac pour tout ce qui est étranger à son œuvre principale : la perception des souffrances qui viennent de partout et la distribution des sympathies et des actions synergiques, suivant le mode et les besoins de l'état morbide.

De là vient aussi que, tout en repoussant les influences inutiles au bien général de l'économie, il agrée, au contraire, tout ce qui peut être bon à produire ce bien : remèdes appropriés, boissons palliatives en rapport avec la maladie.

En effet, l'estomac, dans les maladies aiguës, est dans un tel état d'activité, que la concentration nerveuse et circulatoire y est excessive et détermine une soif intense, appelant des boissons plus ou moins abondantes, purement aqueuses. Toutefois, c'est toujours une faute que d'inonder les malades de tisanes dites délayantes, rafraîchissantes, pectorales; on surcharge inutilement l'estomac et on prolonge ainsi le mal.

L'état même dont il faut le plus se défier, dans les maladies aiguës, est la soif immodérée : c'est une dépravation et non un besoin réel. Il faut ne la satisfaire qu'avec grande mesure et par de très-petites quantités de boissons souvent répétées.

Si l'on ajoute à celles-ci quelque chose d'aromatique ou d'agréable au goût, il faut qu'il n'ait d'autre propriété que d'en changer la saveur, sans leur communiquer aucune qualité. La tisane de raisins secs, l'eau panée ou légèrement sucrée, les décoctions de pommes rainettes, de dattes, etc., remplissent cette condition.

Dans les maladies chroniques qui n'ont pour siége ni l'estomac ni l'intestin, ou leurs annexes, la nature est souvent ingénieuse à conserver l'appétit du malade, — heureuse circonstance, dont l'effet est le maintien des forces de ce dernier par l'usage des aliments, pendant la longue durée de l'état morbide.

Considéré au point de vue du traitement homœopathique, l'usage des aliments doit être d'une part en rapport avec les besoins réels du sujet, et de l'autre exempt de tout ce qui peut entraver ou neutraliser l'action des remèdes.

Dans la période croissante des maladies aiguës graves, il n'existe le plus ordinairement ni appétence pour les aliments (ou elle est trompeuse), ni besoin d'en user. La diète absolue est en général de rigueur.

Dans les maladies aiguës légères, il y a très-souvent persistance de l'appétit, et l'on peut y céder sans dommage, mais en usant de la nourriture avec une sage modération.

Dans les maladies chroniques et dans les convalescences des maladies aiguës, l'alimentation doit être aussi substantielle que les dispositions de l'estomac peuvent le permettre, — telle est l'importance de veiller aux forces, quand un mal ancien les ruine lentement ou quand elles commencent à se relever des atteintes profondes d'une maladie aiguë grave.

On ne peut déterminer *a priori* quels aliments conviennent ou non à un sujet malade. Les aptitudes digestives sont aussi variables que les individus. C'est donc au malade même qu'il appartient surtout de distinguer ce qu'il digère bien ou mal, et de se priver, sans exagération cependant, des choses que son estomac ne tolère pas ou tolère difficilement, comme étant des entraves à la médication.

Quant aux aliments dont l'influence pourrait neutraliser l'action des remèdes homœopathiques, les principaux sont :

Les salaisons de toute espèce, viandes et poissons, etc., la viande de porc, le beurre rance, les œufs durs, l'anguille, la lamproie et autres poissons sans écailles, le saumon, les viandes trop jeunes ou trop faites, les préparations culinaires de haut goût, les noix, les acides et autres épices, les fruits non mûrs, les concombres, les champignons, etc.

Les boissons interdites, en vue du traitement homœopathique, sont toutes les liqueurs et alcools, le café et le thé vert.

Le vin mélangé d'eau ou l'eau pure bien fraîche convient pendant les repas. Le vin pur n'est pas permis en général.

Les heures des repas doivent être exactement réglées. On en comprend l'importance.

L'on ne prendra point de remèdes, l'estomac étant surchargé d'aliments. Le moment le plus favorable est le matin à jeun, ou le soir, quatre heures après le dernier repas.

Il est clair que le régime des enfants à la mamelle ne saurait être changé, quand ils sont malades. Le lait de la mère ou de la nourrice leur est toujours bon, à moins que d'eux-mêmes ils ne cessent de teter, symptôme très-grave, quand il se prolonge.

III. *Du mouvement.* — Le mouvement convient,

est indispensable pendant la santé. Dans presque toutes les maladies aiguës fébriles, le corps s'y refuse, et l'on aurait grand tort de lui imposer.

Dans les maladies chroniques, au contraire, un mouvement mesuré aux forces du malade est très-utile et de rigueur.

Du repos. — Le repos et le lit sont bien souvent indispensables dans les maladies aiguës. — Dans les affections morbides chroniques, il faut se défier des tendances du malade à l'inaction, parce que, dans les maux prolongés, maux dont l'effet propre est d'user peu à peu les forces, le repos absolu vient encore appauvrir ces dernières. Toutefois, si l'état du sujet est tel, que le repos lui soit de toute urgence, on doit ne l'y soumettre que dans l'exacte mesure de ses besoins.

IV. *Du sommeil.* — Le sommeil est aussi favorable dans les maladies que la veille est funeste. Nous parlons ici évidemment, non de la somnolence, de la stupeur, de l'engourdissement profond, qui existent dans le typhus, dans les fièvres malignes et dans un grand nombre d'autres maladies très-graves, et, à plus forte raison, du coma, de la léthargie, du carus, avant-coureurs de l'apoplexie, mais bien d'un sommeil vrai, réparateur, donnant du calme et du bien-être.

Dans les états morbides chroniques, un bon som-

meil est d'un indice heureux, parce qu'il exclut presque toujours l'existence simultanée d'une lésion organique, parvenue à un degré prochainement funeste ou
même croissante en intensité. On voit cependant des
phthisiques au deuxième degré jouir du sommeil le
plus tranquille, dormir paisiblement des nuits entiè-
res et ne tousser qu'à leur réveil : ce sont là des cas
d'exception.

Il n'est pas besoin de dire que, si pendant la santé
l'on ne doit pas se priver du sommeil qu'exige vraiment l'organisme, combien davantage faut-il, pendant la maladie, l'agréer comme un bienfait et lui
donner tout le temps que réclament et la nature et
l'état des forces.

Néanmoins, quelle que soit l'importance du sommeil dans les maladies, quand l'insomnie fait partie
de ces dernières comme symptôme, c'est une grande
faute que de la combattre par des stupéfiants. Un sommeil contraint, qui n'a pas son impulsion dans l'état
même du malade et n'est que le produit artificiel et
passager d'une violence faite à l'économie, loin de
réparer, de relever l'énergie vitale, en use la puissance
de réaction par la résistance qu'il oppose à ses tendances contraires. Ce n'est donc pas en opprimant la
vie qu'il faut, pendant les maladies, ramener le sommeil, mais en la stimulant de façon à lui faire domi-
ner et neutraliser les causes dont l'influence tient
l'organisme en état d'insomnie.

Cet enseignement trouve encore sa confirmation dans les effets connus des stupéfiants sur les personnes atteintes d'insomnie idiopathique, essentielle. On sait que l'action de tels moyens ne ramène jamais ces malades au sommeil normal, et que, si l'on en pousse l'usage jusqu'à l'excès, ils exercent de profonds ravages sur le système nerveux, sur le moral, et même sur l'intelligence des sujets.

V. *Du vêtement.* — Il est de règle, pendant les maladies aiguës, qu'on se couvre avec plus de soin qu'en santé, soit pour se mettre à l'abri du froid, quand il règne, soit pour se garantir des variations atmosphériques auxquelles les malades sont ordinairement très-impressionnables.

On conçoit que ces précautions ne veulent point d'exagération, mais une sage mesure. Il est même des maladies, telles que la suette miliaire, où l'expérience a démontré la nécessité de s'exposer à l'air frais, de prendre du mouvement, de se couvrir et se vêtir le moins possible.

Dans les maladies chroniques, le vêtement doit être en rapport avec les conditions atmosphériques et les besoins du sujet; en sorte que celui-ci n'ait à souffrir ni du froid, qui pourrait aggraver son état de souffrance ou y provoquer des complications, ni de la chaleur, dont l'excès pourrait amollir ses forces.

VI. *Des habitudes.* — On dit vulgairement que l'habitude est une seconde nature. Disons plutôt que, pour tout ce qui touche à l'exercice de la vie, notre nature est toute dans nos habitudes. L'air que nous respirons, le pain qui nous alimente et la boisson qui étanche notre soif, le climat, l'habitation, le régime de vie, la profession qu'on exerce, l'éducation, la manière de voir et de se conduire, les développements de l'intelligence, l'état du cœur et des passions, la conscience, la religion, et peut-être même un certain degré de beauté ou de laideur, etc., etc., toutes ces choses sont ou des objets auxquels il nous a fallu nous habituer ou les conséquences d'habitudes contractées, soit dans la famille, soit dans les enseignements que nous avons reçus, soit dans nos rapports de société.

Il n'est donc rien d'impérieux, de tyrannique, comme une habitude; respectable quand elle est bonne, on doit la tolérer quand, déjà profonde, elle n'est pas évidemment mauvaise. Et il y a même des habitudes qui furent mauvaises au début et dont la durée a fait une nécessité de la vie. Il est clair que nous ne parlons pas ici des mauvaises habitudes morales, auxquelles on n'a point de motif de rester soumis, quelque invétérées qu'elles puissent être, mais bien des habitudes purement physiques, des habitudes de régime, de profession, etc.

On conclut aisément de là que l'on peut et souvent l'on doit laisser les malades, surtout dans les maladies chroniques, à leurs vieilles habitudes de régime et autres qui n'ont rien de vraiment répréhensible, s'il arrive que le manque d'y satisfaire leur est trop pénible à supporter, pendant que d'y céder leur procure du bien-être.

C'est à ce titre que, dans quelques cas, on est forcé de tolérer chez les malades l'usage du café, du thé, du vin pur, du tabac, de la pipe et parfois même de l'eau-de-vie en petite quantité.

Quant à l'habitude de la flanelle sur la peau, d'anciens cautères ou autres exutoires, on doit toujours la respecter au début du traitement, tout en dirigeant celui-ci de manière à écarter la nécessité de tels moyens et à pouvoir les supprimer sans inconvénient; mais, tant qu'on n'a pas donné à l'économie une habitude de santé suffisamment forte pour que la continuation de ceux-là lui soit indifférente ou même à charge, il est urgent de l'y laisser soumise.

VII. *Des passions et des émotions morales.* — Une importante règle d'hygiène et même de morale est de commander à ses passions et à ses impressions, pour en rendre l'influence le moins orageuse possible. On sait combien les bouleversements de l'âme peuvent troubler le bon état de la santé, quand il existe. Quel mal, alors, ne doivent-ils point faire dans les maladies!...

Dans cet état moral violent est bien souvent tout le

secret d'affections chroniques très-graves et de la nul-
lité d'action des remèdes qu'on y oppose, et dont la
persistance de cet état neutralise la puissance.

ARTICLE II.

Règles particulières de l'emploi des remèdes homœopathiques.

§ 1er.

Règles particulières de cet emploi dans les maladies
aiguës.

Définissons d'abord la maladie aiguë proprement
dite.

Elle se caractérise par l'action courte ou même purement instantanée de sa cause, l'enchaînement rapide
des symptômes, leur allure vive, franche et décidée,
qu'elle soit violente ou bénigne; en sorte que l'évolution du mal ait une marche prompte et de peu de
durée, n'importe la solution, funeste ou heureuse.

Un état morbide dont les symptômes s'enchaînent
lentement et avec hésitation, ne limitant pas franchement leur durée et se prolongeant d'une manière indéfinie, n'est donc pas une maladie aiguë.

La conséquence de ces principes, par rapport au
traitement, est que les remèdes homœopathiques propres aux maladies aiguës sont, de toute évidence, des

agents à effets pathogénétiques rapides et d'allure décidée sinon de durée courte.

Il y a d'important à remarquer, dans les maladies aiguës, que chacun de leurs instants est ou peut devenir un instant d'aggravation ou de sédation. Il faut donc employer les remèdes ou en répéter l'action à des moments rapprochés, afin d'enrayer ou de prévenir les causes d'aggravation du mal.

Hahnemann dit à ce sujet (1) :

« Dans les maladies aiguës, l'intervalle à laisser entre les doses du remède convenablement choisi se règle d'après la marche plus ou moins rapide de l'affection ; en sorte qu'on peut, s'il est nécessaire, les répéter au bout de huit. de quatre heures, ou même plus tôt, lorsque le médicament améliore l'état sans obstacle, sans produire de nouveaux accidents, mais ne le fait pas d'une manière assez prompte, eu égard à la rapidité et au danger de la maladie ; de sorte que, dans la maladie le plus promptement mortelle qu'on connaisse, le choléra, il faut administrer, au début, toutes les cinq minutes, une à deux gouttes de dissolution étendue de camphre, si l'on veut procurer des secours prompts et certains, et que, dans le choléra plus avancé, on doit prescrire également des doses de cuivre, d'ellébore blanc, de phosphore, etc., souvent toutes les deux heures, tous les heures ou plus fréquemment.

(1) *Prolégomènes de la matière médicale pure*, p. 95.

« Dans le traitement des fièvres dites nerveuses et d'autres fièvres continues, on se règle également d'après les préceptes qui viennent d'être tracés, quant à la répétition du médicament homœopathique, aux plus faibles doses. »

La méthode qui semble prévaloir, sous ce rapport, dans les maladies aiguës, est de diluer, dans quelques cuillerées d'eau pure ou distillée, une dose convenable du médicament homœopathique approprié à l'état du malade, et d'en donner à ce dernier, suivant le besoin, une cuillerée toutes les quatre, ou trois, ou deux heures, ou même toutes les heures, toutes les demi-heures, dans les cas pressants.

Quant au choix du médicament, c'est surtout dans les maladies aiguës qu'il est important de préciser celui ou ceux des systèmes organiques élémentaires qui sont compromis, et puis de bien distinguer l'appareil d'organes et l'organe même, la fonction et le mode de fonction, sur lesquels porte le trouble morbide ; d'apprécier avec exactitude quelle est la lésion de la sensibilité et des sensations, celle des forces, celle du sommeil, celle de l'intellect et du moral ; d'observer avec soin la fièvre pour en reconnaître le type et en surveiller l'intensité ; enfin de discerner les circonstances, les heures, les conditions d'aggravation ou de sédation des symptômes.

Si l'on précise bien exactement toutes ces choses, il sera facile, en général, de choisir entre plusieurs

médicaments, ayant une certaine analogie de symptômes, celui qu'on doit préférer dès le début du traitement. Quand l'action de ce premier moyen cesse d'a-
voir du succès sur la maladie, on réitère ce travail
pour faire un deuxième choix en rapport avec l'état et
le moment de la fonction morbide. Et successivement
l'on reprend son œuvre, toujours de même, jusqu'à
ce que la médication ait maîtrisé et dissipé le mal.

« Il ne convient pas, dit Hahnemann, dans les affections locales aiguës qui se sont développées rapidement, de faire l'application sur la partie malade d'aucun topique quelconque, fût-ce même la substance
qui, prise intérieurement, serait homœopathique ou
spécifique, et quand bien même on administrerait
simultanément cet agent médical à l'intérieur. Car
les affections locales aiguës, comme inflammations,
érésipèles, etc., qui ont été produites non par des lésions externes d'une violence proportionnée à la leur,
mais par des causes dynamiques ou internes, cèdent
d'ordinaire aux remèdes intérieurs susceptibles de
faire naître un état de choses interne ou externe semblable à celui qui existe actuellement. »

Il en serait autrement si l'état aigu était le produit d'une lésion externe, comme les plaies par instruments tranchants, les déchirures, contusions, frac-
tures, etc., qui réclament l'emploi extérieur, aussi
bien qu'intérieur, du médicament.

Quelle que soit la sévérité des préceptes d'Hahnemann, à ce sujet, je ne crois pas que, dans les états fébriles aigus très-intenses avec violente céphalalgie et grande chaleur de la peau, il y ait de l'inconvénient à envelopper les pieds de cataplasmes, pour faire une douce et légère diversion, vers les parties inférieures, du travail expansif de l'économie et favoriser, en même temps, l'éruption de la transpiration qui tarde trop à se produire. Il n'y en a pas davantage à appliquer un cataplasme émollient sur un abcès aigu dont le sommet commence à blanchir et tend à s'ouvrir pour évacuer le pus qu'il contient, etc., etc.

« Dans les maladies aiguës, l'aliénation mentale exceptée, l'instinct conservateur de la vie, dit encore Hahnemann, parle d'une manière si claire et si précise, que le médecin n'a qu'à recommander aux assistants de ne point contrarier la nature en refusant au malade ce qu'il demande avec instance.... Les aliments et boissons que demande une personne atteinte de maladie aiguë ne sont, pour la plupart, il est vrai, que des choses palliatives et aptes tout au plus à procurer un soulagement momentané ; mais ils n'ont pas de qualités, à proprement parler, médicinales, et répondent seulement à une espèce de besoin. Pourvu que la satisfaction qu'à cet égard on procure au malade soit renfermée dans de justes bornes, les faibles obstacles qu'elle pourrait mettre à la guérison radicale de la maladie sont couverts, et au delà, par la puissance du remède homœopathique, par la mise en li-

berté de la force vitale, et par le calme qui suit la possession d'un objet ardemment désiré. La température
de l'appartement et le nombre des couvertures doivent
être également réglés d'après les désirs du malade.
On aura soin d'éloigner tout ce qui pourrait lui causer
quelque contension d'esprit ou ébranler son moral. »

Toutes les fois qu'une amélioration se dessine franchement et fait des progrès continus, il faut se garder d'abandonner le remède qui l'opère, pour en
employer un autre; il est même important de diminuer graduellement et d'éloigner peu à peu les doses
de celui-là, afin de ne pas troubler par trop d'action
le travail de la nature auquel il a donné l'impulsion.
Ce travail, après tout, est la véritable puissance curative de la maladie. Le remède stimule la nature, stimule les forces à produire la guérison. Si la nature ne
pouvait rien pour cela, à quoi servirait le remède?
A rien du tout. Il est bien clair, en effet, que, du moment où la force interne, la force vitale ne possède
point de ressources cachées à réveiller et à mettre en
activité, et qu'elle est dans une impuissance absolue,
radicale, tout remède n'est pas seulement inutile,
mais nuisible : il use plus vite le peu de moyens de
durée qu'elle possède encore, voilà tout. Aussi est-il
monstrueux d'entendre des médecins, en présence de
maux qu'ils considèrent sans ressource, recommander les médications les plus violentes, sous le prétexte
qu'*aux grands maux conviennent les grands remèdes.*

Oui, aux grands maux, aux maux qui ne laissent plus
à un malade que quelques souffles de vie, les grands
remèdes, si l'on voulait dire les mieux choisis, les plus
faiblement dosés, les moins propres à ébranler violemment les forces et à consumer le peu qu'il en
reste ; mais non ces remèdes extrêmes, excessifs,
n'ayant jamais d'autre effet que de mettre fin, à
l'instant même, à une vie près de s'éteindre, qui ne
finissait donc pas assez vite !....

Revenons à notre sujet.

« La dose d'un même médicament est répétée plusieurs fois, ajoute Hahnemann, en raison des circonstances. Mais on ne la réitère que jusqu'à la guérison, ou jusqu'à ce que, le remède cessant de produire
aucune amélioration, le reste de la maladie offre un
groupe différent de symptômes, qui réclame le choix
d'un autre remède homœopathique. »

L'un des premiers indices du bon choix d'un médicament homœopathique employé chez un malade, est
tout changement favorable qui apparaît dans le moral
de ce dernier. Alors même que les souffrances et tous
les autres symptômes physiques persisteraient au
même degré d'intensité, si l'état moral a subi une
heureuse modification, appréciable par le médecin,
ne le fût-elle point par les autres, le médicament est
bien choisi ; son influence sur la maladie doit être
continuée.

Que si, peu après l'ingestion d'un moyen homœopathique qu'on a cru choisir convenablement, le moral devient au contraire plus agité, plus pénible, plus inquiet, au lieu de se calmer, on peut en conclure que ce moyen a été ou d'un mauvais choix, ou dosé trop fortement. Il faut, alors, recourir à un antidote, pour diminuer l'action excessive du médicament ou la neutraliser, s'il y a lieu ; et, dès qu'on a pu reconnaître si ce dernier était ou n'était pas le remède homœopathique spécial au cas donné de la maladie, on se détermine, suivant l'indication, soit à livrer l'organisme à l'action de ce moyen thérapeutique ainsi diminuée, soit à procéder au choix d'un nouveau médicament.

Quant au degré d'atténuation des agents homœopathiques dont on use dans les maladies aiguës, les médecins vraiment fidèles aux traditions d'Hahnemann emploient rarement les dilutions inférieures à la dixième (1). Néanmoins, il y a des praticiens de grand mérite qui parfois n'hésitent pas à descendre jusqu'aux premières dilutions et même à la teinture mère des médicaments. — Nous n'avons pas à juger

(1) Les dilutions sont des divisions et subdivisions de plus en plus étendues des médicaments. La 1re dilution résulte du mélange d'une goutte de teinture alcoolique parfaitement pure de la substance médicamenteuse dans 99 gouttes d'esprit-de-vin, mélange que l'on soumet à plusieurs fortes succussions brusques. — La 2e dilution est le mélange d'une goutte de la 1re dans 99 gouttes d'esprit-de-vin, qu'on traite de la même manière. — Les dilutions suivantes sont chacune, toujours de même, le mélange d'une goutte de la dilution précédente dans 99 gouttes d'esprit-de-vin, etc.

cette pratique qui, n'étant pas constante, peut se fon-
der sur de bonnes raisons, dans les circonstances où
elle se produit; mais nous ne saurions garder la
même réserve à l'égard de cette autre pratique dite
spécificienne, qui administre tous les remèdes, et toujours, presque sans les diluer et à des doses énormes.
Les accidents graves, qui trop souvent en sont la conséquence, suffisent pour la faire condamner et considérer comme dangereuse.

§ 2.

Règles particulières de l'emploi des remèdes homœopa-
thiques dans les maladies chroniques.

Il est bon de s'entendre sur le caractère des maladies chroniques.

Le caractère de ces maladies est dans l'indéfinie
persistance et la ténacité de leurs causes, la lenteur,
l'obscurité et l'intensité profonde et cachée de leurs
manifestations au sein de l'économie vivante; ce qui
les distingue des maladies aiguës, dont les causes
sont, relativement, à durée courte et à effets symptomatiques clairs dans leur apparition et leur manière
d'être, rapides dans leur marche et dans leur solution.

Tandis que les maladies aiguës guérissent parfaitement par les seuls efforts de la nature livrée à elle-
même, les maladies chroniques ne cèdent que bien

rarement à la seule énergie de la puissance vitale : leurs causes enracinées dans l'organisme en rendent les états morbides d'une opiniâtreté désespérante; et, si parfois ceux-ci semblent disparaître, ces causes n'en persistent pas moins, pour, dans la suite, se manifester encore, soit sous la même forme, soit sous une forme nouvelle.

Bordeu a dit que « les maladies chroniques sont des aiguës allongées, des aiguës qui vont se préparant et que le temps doit faire éclore....; que la différence de leur forme et de leur marche ne change rien à leur essence, suivant laquelle elles font toutes un effort excrétoire terminable par une évacuation, si le malade ne meurt. »

Ce rapport des maladies chroniques avec les aiguës n'est pas réel. Du moment que Bordeu reconnaît une différence dans leur forme et leur marche, il devait ajouter, et dans leurs causes, comment pourrait-on établir une analogie d'après l'effort excrétoire qui se termine par une évacuation? Cet effort n'indique pas autre chose sinon que la tendance de l'action vitale est la même dans toutes les maladies. Mais cette tendance appartient tout entière à la vie, à ce qu'il y a de vital dans l'état morbide et non à l'essence même de celui-ci qui est toute antivitale. Par conséquent, les maladies chroniques diffèrent des aiguës par leur essence même.

Cette dissemblance profonde et radicale, en même

temps que les entraves et les mécomptes résultant, pour le traitement des maladies chroniques, de leur nature tout à fait spéciale et absolument distincte de celle de maladies aiguës, ont conduit Hahnemann aux immenses recherches par lesquelles il s'est efforcé de découvrir et préciser les causes essentielles des affections chroniques et à son admirable théorie sur les germes de ces dernières.

Toute maladie aiguë, au début, qui, au moment où elle devrait avoir sa solution, ne se termine qu'en partie ou se prolonge sous la forme lente d'une convalescence imparfaite, alors que le sujet est placé dans de bonnes conditions hygiéniques, n'avait d'aigu que les symptômes d'impulsion : elle est chronique d'essence.

Les maladies nerveuses, hors celles, graves ou non, qui offrent toutes les conditions des affections purement accidentelles, sont toutes de nature chronique ; car toutes elles ont une marche incertaine, une allure capricieuse, insaisissable qui n'appartient qu'à la chronicité ; tellement que, suivant la remarque dont nous avons fait suivre, ci-dessus, notre étude générale de quelques médicaments, un grand nombre des auteurs qui ont traité des maladies chroniques les ont considérées comme étant nerveuses par essence, soit qu'elles se présentent sous la forme nerveuse proprement dite, soit sous la forme d'affections herpétiques, soit sous la forme squirreuse et cancéreuse, soit sous l'une des formes goutteuse, rhumatismale, scrofuleuse, ou scorbutique, etc.

Toute maladie chronique, quelle qu'en soit la forme et le nom, alors même qu'elle n'est point du tout de nature dartreuse, peut se manifester à la peau sous un mode herpétique, qui en est ou la solution, ou l'un des symptômes, ou comme l'état de suspension, d'arrêt.

Concluons de là que tout médicament qui exerce une action profonde et durable sur le système nerveux est un remède applicable au traitement radical des maladies chroniques, et qu'il en est de même de tout agent dont l'une des propriétés est de provoquer des éruptions tenaces à la peau.

Alors, les moyens médicamenteux qui, à la fois, influencent puissamment le système nerveux et développent des éruptions cutanées lentes à se résoudre, sont bien évidemment les remèdes par excellence des maladies chroniques.

Conséquemment, pour traiter ces maladies, il faut recourir à des agents qui appartiennent soit à cette dernière catégorie, soit, tout au moins, à l'une des deux précédentes.

Peut-être quand les médicaments homœopathiques seront mieux étudiés, reconnaîtra-t-on que toute substance qui modifie le système nerveux d'une manière qu'on peut appeler chronique, a aussi pour spécialité de produire des éruptions cutanées chroniques également.

Peut-être aussi arrivera-t-on, plus tard, à une certaine classification de ces médicaments qui facilitera le traitement de chacune des formes morbides chroniques qui nous sont connues.

Ainsi donc, les médicaments qui n'exercent point d'influence directe sur le système nerveux, et dont la durée d'action est peu prolongée, ne conviennent point comme agents curatifs proprement dits dans les maladies chroniques. Cependant ils sont non-seulement utiles, mais même indispensables, comme moyens intercurrents destinés soit à laisser agir un médicament à longue action précédemment employé, avant de passer à l'emploi d'un autre agent de même ordre que ce dernier, soit à préparer l'économie à mieux percevoir l'influence du remède consécutif, soit à dissiper les complications aiguës qui peuvent survenir dans une maladie chronique et en accroître la gravité. Sous ce dernier rapport, l'aconit est souvent nécessaire pour détruire une complication inflammatoire survenue pendant le traitement; la noix vomique, pour écarter une complication gastriqu

Quant au mode d'emploi des médicaments spéciaux pour le traitement des maladies chroniques, il faut y apporter un grand discernement.

Trop de précipitation dans la succession soit des remèdes, soit des doses de chacun, est bien souvent l'unique cause des insuccès qu'on éprouve dans le traitement de ces maladies, et quelquefois même peut compromettre la guérison au point d'en doubler les difficultés, alors qu'elle ne les rend pas insurmontables.

Aussi faut-il surveiller scrupuleusement toute amélioration qui se dessine franchement et progresse, fût-ce faiblement et avec lenteur.

Ce progrès croissant est-il dû à une seule dose de médicament, sous l'action de laquelle il a commencé, avant l'emploi consécutif d'une nouvelle dose, il est de règle d'attendre, pour donner cette dernière, que ce progrès cesse de croître et devienne stationnaire.

Est-il dû à la répétition successive, à des intervalles de trois, quatre, cinq, huit, dix, quinze jours, d'une dose du même remède, on ne doit jamais recourir à un nouveau médicament si l'on n'a constaté que le premier a cessé de faire avancer la cure.

Les distances à mettre entre les doses réitérées du même médicament sont fixées, comme il vient d'être dit, sur le point où s'arrête le progrès de l'amélioration.

Quand on a la certitude que le choix du médicament est parfaitement homœopathique et que, d'autre part, on sait ne pouvoir compter sur l'effet qu'il promet avant une période de vingt, trente, quarante jours ou davantage, on a tout bénéfice, après s'être assuré que le sujet gardera sévèrement le régime prescrit, à ne lui donner qu'une dose de ce remède, qu'on laisse agir seule jusqu'au moment où doit se

produire l'effet attendu. On réalise, ainsi, par moments, des cures fort remarquables, souvent inespé-
rées et très-solides. Mais l'on comprend les obstacles
que doit rencontrer, dans la pratique ordinaire, un
tel mode de médication. Combien trouverons-nous de
malades assez convaincus de la puissance de nos
moyens thérapeutiques, et assez confiants en notre
jugement, pour s'abandonner d'une manière absolue, pendant quarante, cinquante jours, etc., à une
seule dose de médicament, sans déviations dans le
régime! L'impatience de guérir n'a-t-elle pas l'immense inconvénient de faire tout accepter, même une
chance plus grande de non-guérison, plutôt que l'at-
tente prolongée d'une guérison dont on ne se croirait
pas bien sûr? Et le médecin lui-même n'est-il pas
dans la position d'appréhender, par suite de certaines
conditions et d'obstacles propres à l'idiosyncrasie du
malade, qu'au terme fixé le résultat annoncé étant nul,
cela ne nuise à sa réputation?

Toutefois, la meilleure de toutes les méthodes de
traitement des maladies chroniques n'en est pas moins
de se montrer avare de remèdes, de ne jamais passer
de l'un à l'autre sans être sûr que l'action du précédent est complète, de ne point employer une nouvelle dose du même médicament que celle qui pré-
cède n'ait cessé d'améliorer l'état du malade; et enfin,
si l'on a pu choisir avec une précision tout à fait
exacte un remède dont on connaît l'effet, à jour fixe,

et que l'on ait lieu de compter sur la stricte obser-
vance du régime, de ne pas hésiter à livrer le malade
à l'action d'une seule dose de ce remède, tout le temps
voulu. C'est ainsi que le docteur Gastier a obtenu, il
y a quelques années, la guérison radicale d'une leu-
corrhée énorme, datant de vingt ans au moins, chez
une femme âgée, par une seule dose de soufre, au
bout de quarante-deux jours, comme il l'avait annoncé
à la malade, sans que, pendant tout ce temps, il se fût
produit aucun signe avant-coureur d'amélioration.

Et encore une pratique qui ne manque pas de par-
tisans et des plus recommandables, surtout parmi les
adeptes les plus anciens et les plus sévères de la doctrine hahnemannienne, c'est de ne donner qu'une dose
unique d'un même remède ; de laisser agir celle-ci
pendant cinq, huit, dix jours, jusqu'à ce qu'on ait la
certitude que l'économie est bien pénétrée de son influence ; si, ce terme atteint, une amélioration évidente s'est prononcée, de la laisser se continuer, sans
la troubler par aucun nouveau moyen, jusqu'à ce
qu'elle devienne stationnaire, et si au contraire nul
changement favorable ne s'est déclaré, de donner immédiatement un nouveau remède en une seule dose,
dont on attend l'effet, pendant quelques jours, pour
passer, après, suivant l'indication, tout de suite, ou
plus tard, à l'influence d'un nouvel agent, etc.

Les praticiens qui suivent, d'habitude, ce mode
d'emploi des médicaments, produisent tout autant de

guérisons que les autres. Peut-être même sont-elles vraiment plus solides, par le motif qu'après une légère impulsion donnée on laisse davantage à la nature pour en asseoir elle-même tout doucement les bases.

Pour ce qui est de l'état de préparation des médicaments homœopathiques, convenable pour le traitement des maladies qui nous occupent, il est assez généralement admis que les plus hautes atténuations sont les meilleures; parce que, tout mal chronique ayant son assise principale sur le système nerveux, ce n'est jamais en secouant fortement celui-ci, en l'ébranlant par de vives émotions, qu'on arrivera à développer sa réaction vitale, mais, au contraire, en le ménageant, en l'excitant avec de sages précautions, en le flattant sans le fatiguer, sans le lasser, sans l'impatienter, dans ses aptitudes, dans ses besoins, dans ses exigences.

Les atténuations les plus usuelles, pour répondre à cette indication, sont les trentièmes et au-dessus.

ARTICLE III.

Observations de thérapeutique homœopathique.

Nous allons présenter, ci-après, un petit nombre d'observations raisonnées de thérapeutique homœopathique, classées suivant les deux méthodes de traitement que nous avons admises: méthode directe-simple, méthode directe analytique.

I. — MÉTHODE THÉRAPEUTIQUE DIRECTE-SIMPLE.

PREMIÈRE OBSERVATION.

Je fus appelé, il y a quelques années, pour une enfant de trois ans qui avait été prise tout à coup d'une fièvre brûlante et présentait les symptômes suivants : face très-rouge et comme gonflée, yeux proéminents, grande céphalalgie, bouche sèche et brûlante, soif vive, peau extrêmement chaude, pouls très-fréquent, dur et plein, agitation extrême et vive anxiété. L'enfant se plaint d'être bien malade.

L'effervescence sanguine était des plus évidentes et des plus pures. L'indication d'aconitum napellus n'offrait point de doute. Une dose de cinq globules (10ᵉ dilut.) en fut donnée à l'enfant dans une cuillerée à café d'eau pure.

Avant la fin de ma visite, que je prolongeai près d'une heure, tous les symptômes que nous venons de décrire avaient cessé; le pouls était revenu à l'état normal. L'on put lever l'enfant et lui faire prendre des aliments, qu'elle demandait.

DEUXIÈME OBSERVATION.

En 1846, j'eus à donner des soins à un malade

âgé de quarante-cinq ans, de tempérament sanguin-lymphatique, atteint d'une fièvre inflammatoire, suite de la suppression brusque, par refroidissement, d'une sueur habituelle des pieds.

Le médecin, auquel on eut d'abord recours, le saigna abondamment et le purgea, sans succès. La fièvre en devint de plus en plus intense, et, le septième jour de la maladie, l'agitation et le délire furent très-violents pendant toute la nuit.

Appelé, le matin, 22 septembre, je trouvai le malade dans l'état suivant :

Anxiété et jactation continuelles, sans le moindre repos ; vive inquiétude de son état, impatience, crainte de la mort ; pouls plein, dur, à cent pulsations ; céphalalgie atroce, face vultueuse, yeux rouges et saillants, peau légèrement injectée et brûlante, sans moiteur ; bouche ardente et soif vive, langue blanche et aride qu'il tire avec hésitation, sensation de sécheresse au palais, à l'arrière-gorge, au pharynx et à l'œsophage, jusque dans l'estomac ; ventre chaud, selles nulles ; urines très-rouges et en petite quantité ; oppression et gêne de la respiration. Exacerbation considérable, la nuit, avec délire.

L'effervescence du sang, l'accroissement de sa chaleur vitale et de son mouvement d'expansion, joints à l'anxiété, à l'agitation, à l'impatience et à la crainte de la mort, indiquaient évidemment l'aconit.

Il en fut préparé une goutte de la 5ᵉ dilution dans

un verre d'eau, à prendre par doses d'une cuillerée toutes les deux heures. — Tisane de raisins secs chaude et sucrée pour boisson.

Le 23, le malade avait passé une bonne nuit, sans agitation, dans une sueur abondante, et jouissant de temps en temps d'un sommeil court, mais paisible. Je trouvai la peau douce et moite avec peu de chaleur, le pouls à quatre-vingt-dix pulsations et souple, la face calme, la langue humectée. Amendement général.

Continuation de l'aconit, en mettant un intervalle double entre les doses.

Le 24. La journée du 23 avait été très-bonne; mais, le soir, le malade a eu froid pendant qu'on faisait son lit; l'exacerbation fébrile a été forte; la nuit s'est passée dans l'agitation, l'insomnie, des rêvasseries d'affaires et de choses effrayantes, une chaleur pénible sans transpiration, avec de la toux par quintes et un point de côté. Il n'y a point eu de céphalalgie, excepté qu'en toussant le malade sentait et sent encore une douleur comme si on lui fendait le vertex. Langue sèche et couverte d'un enduit blanc et épais.

Cette complication de symptômes bronchiques et pleurétiques, et de douleurs de tête dues au seul ébranlement de la toux, causant une pression passagère sur les membranes du cerveau, et, en outre, le siége même de ces diverses souffrances fixé sur des organes appartenant spécialement au système lymphatique, le molimen sanguin et la fièvre, tout cela présentait une similitude symptomatique frappante avec la bryone.

Une goutte de ce médicament (15ᵉ dilution) fut diluée dans six cuillerées d'eau, dont le malade en eut une à prendre toutes les quatre heures.

Le 25. La transpiration a reparu, hier au soir, et a duré toute la nuit, qui a été très-bonne; le malade a bien dormi; ce matin, la langue est humide et dépouillée de l'enduit qui la recouvrait; selle abondante à quatre heures. Il ne persiste, de tout l'état morbide des jours précédents, qu'une toux légère.

Suspension de tous remèdes. Un peu d'aliments.

Le 26. La journée d'hier et la nuit ont été excellentes. Point de fièvre. Pouls normal.

Augmentation de la quantité d'aliments.

Le 27. Le malade est très-bien.

Il est aisé de comprendre pourquoi cette observation est classée parmi celles qui appartiennent, pour le traitement, à la méthode homœopathique directe simple, quand même il y a eu deux remèdes employés : c'est que le refroidissement accidentel, survenu au moment où les symptômes franchement inflammatoires venaient de tomber, a changé quelque chose dans le caractère de la maladie et nécessité le choix d'un nouveau remède, dont l'effet s'est produit, tout comme celui du premier, suivant toute la précision qui est dans la rigueur de cette méthode générale de traitement homœopathique.

TROISIÈME OBSERVATION.

Dans le courant d'août 1851, je fus appelé, pendant la nuit, auprès d'un malade dans l'état suivant :

Tout le corps est roide comme une barre de fer ; on briserait plutôt les articulations qu'on ne parviendrait à les plier. Douleurs crampoïdes atroces et générales. Paupières largement ouvertes ; les yeux semblent s'échapper de leurs orbites ; pupilles fortement contractées.

Le malade fait entendre des gémissements plaintifs et ne peut répondre que par oui ou par non aux questions qu'on lui adresse.

Soubresauts des tendons.

Cet état était la suite d'une transpiration brusquement interrompue et d'un abus habituel de boissons alcooliques. Il durait depuis environ une heure, quand j'arrivai près du malade.

La violence de l'élément nerveux spasmodique, faisant tout le caractère de cet appareil morbide, indiquait la belladone.

Ce médicament, ingéré, produisit immédiatement une sédation des douleurs crampoïdes et un commencement de détente générale. Il fut continué jusqu'au matin, et, quand je revins vers le malade, celui-ci avait dormi une heure et demie, et s'était réveillé dans une bonne transpiration, n'éprouvant plus rien de l'état spasmodique où il était pendant la nuit.

Tout s'est terminé là.

QUATRIÈME OBSERVATION.

En juillet 1850, je fus consulté par une dame de trente-cinq ans, de tempérament nerveux, qui, depuis plusieurs années, passait tous les étés ne prenant de nourriture que huit jours durant, chaque mois, au moment de ses règles. Tout le reste du temps, elle avait une telle répugnance pour les aliments et, dès qu'elle voulait la vaincre, une constriction si douloureuse à la gorge, qu'elle ne mangeait absolument point du tout. Seulement, tous les deux ou trois jours, elle sentait le désir de prendre une tasse de café noir, l'avalait sans souffrance et y trouvait du bien-être.

Les forces n'éprouvaient nul dommage de cet état de choses; mais le sujet, on le comprend, maigrissait beaucoup.

L'hiver, le goût des aliments lui revenait et l'embonpoint reparaissait avec lui, pour disparaître de nouveau l'été suivant.

Le médicament indiqué par cet état étrange était évidemment la belladone, soit à cause du caractère uniquement nerveux de l'affection, soit à cause de cette répugnance pour les aliments excitant de la con

striction à la gorge sitôt que le sujet essayait de porter
à sa bouche quelque chose de nutritif, soit enfin à
cause de la dépravation qu'il est spécial à cette substance de développer dans les fonctions des organes.

Je donnai quatre doses de cette substance (50ᵉ dilution) à la malade, pour en prendre une tous les
huit jours, sous la condition de prolonger encore cet
intervalle si elle éprouvait une amélioration qui allât
croissant.

Cette dame revint chez moi au bout de six semaines;
sa répulsion pour les aliments et les autres symptômes
s'étaient considérablement amendés. Je jugeai qu'il
fallait ne rien ajouter à l'action du remède employé.
Le restant de l'été, et pendant les chaleurs de l'au-
tomne, elle put manger à peu près comme tout le
monde.

À la fin de 1854, je l'ai revue. Elle n'avait point
éprouvé de réapparition réelle de cette anorexie extraordinaire, pendant tout l'été, sinon une certaine diminution d'appétit.

CINQUIÈME OBSERVATION.

M. P... vint me consulter, il y a quelques années,
pour un état de souffrance très-considérable, datant
de plus d'un mois, et prenant tous les jours plus de
gravité.

Cet état avait débuté par des malaises d'estomac

après le repas, de l'inappétence, des lourdeurs douloureuses de la tête, le matin, au réveil, avec une
lassitude générale. Le manque de soins, surtout pour
le régime, avait aggravé cet ensemble de malaises,
qui s'était compliqué, en outre, de coliques devenues
intolérables au moment où je fus consulté par le malade, et de petites selles diarrhéiques, de couleur
brune, très-fréquentes, accompagnées de vives
épreintes et de chaleur à l'anus.

Toutes les conditions de la lésion pure du système
gastrique me parurent ici réunies et dans la nuance
spéciale à la noix vomique. Je donnai six globules de
la 30ᵉ dilution de ce médicament au malade, à prendre en une seule fois, le soir, en se couchant. —
Cette unique dose suffit à dissiper tout cet appareil de
trouble et à ramener un bien-être complet.

SIXIÈME OBSERVATION.

M. P. M., âgé de vingt ans, de tempérament lym-
phatique-sanguin, de bonne et forte constitution, me
consulta, en janvier 1850, pour une toux chronique,
datant de plus de six mois.

Dans le principe, elle avait lieu par de fortes quintes, qui allaient quelquefois jusqu'à provoquer des vomissements, sans néanmoins présenter les caractères
de la coqueluche que le malade avait eue dans son
enfance. Depuis deux mois, il ne vomissait plus en

toussant ; mais les quintes n'en étaient pas moins très-pénibles et fréquentes, chaque fois avec un retentissement douloureux au sinciput. Expectoration difficile de quelques mucosités légèrement jaunes après les quintes. Digestions lentes et régurgitation des aliments; selles faciles. Essoufflement en montant, grande fréquence du pouls.

D'ailleurs, l'expansion vésiculaire des poumons se faisait très-bien ; le malade n'avait ni maigri ni perdu ses forces.

Le point douloureux que les quintes de toux provoquaient au sinciput (action légèrement congestive sur les séreuses); la congestion simple de la muqueuse bronchique seule, sans compromission du parenchyme pulmonaire; la régurgitation des aliments, sans souffrance, par intolérance passagère de la muqueuse gastrique, réclamaient l'emploi d'un modificateur spécial des systèmes lymphatique et sanguin, et le mode de ces divers symptômes me parut indiquer la *bryone* (quand même ce médicament est ordinairement peu propre aux maladies chroniques) , — bien mieux que le phosphore, dont l'action, d'une part, profondément nerveuse porte la faiblesse dans les parties lésées et dans toute l'économie, et, de l'autre, agissant sur le sang, congestionne et enflamme le tissu pulmonaire, sans influence directe sur les séreuses; — bien mieux que *natrum muriaticum*, dont la toux n'appartient qu'indirectement aux bronches, et directement

à un certain embarras dans la propulsion du sang, exactement comme s'il y avait dans le cœur insuffisance de
la valvule mytrale; — bien mieux que *lycopodium*,
dont l'action nerveuse-gastrique ne provoque la toux que
par une réaction secondaire sur le nerf pneumo-gastrique; — bien mieux que *nux vomica*, dont l'influence, purement gastrique, agit dans un mode ap-
prochant du lycopode; etc.

Quelques doses de bryone (10° et 30° dilution),
données de trois en trois jours, firent cesser complétement tous ces symptômes en moins de trois semaines.

SEPTIÈME OBSERVATION.

Madame B..., de tempérament nerveux-gastrique,
âgée de trente-deux ans, mère de trois beaux enfants,
forts et pleins de santé, souffrait, depuis plusieurs
années, d'une hystérie des plus pénibles, ayant débuté
par un sentiment de profonde jalousie, dont son mari
était l'objet, — jalousie dès longtemps sans cause, de
l'aveu même de la malade, au moment où celle-ci vint
réclamer mes soins.

C'était dans les premiers jours de mai 1850. Son
état était le suivant :

Accès fréquents de profonde tristesse; désespoir et
pleurs involontaires; rien ne peut la distraire ni l'intéresser; elle a peur de devenir folle; dégoût du tra-

vail; indifférence pour sa maison, son mari, ses enfants; concentration en elle-même; susceptibilité et délicatesse morales excessives; elle rapporte tout à soi et veut qu'on lui rapporte tout, qu'on la plaigne, qu'on la croie bien malade, qu'on s'occupe d'elle avec beaucoup d'égards et de soins, sinon elle se croit dédaignée, à charge aux autres, et sa tristesse et son désespoir redoublent. — L'état de l'esprit est l'inattention, la faiblesse des facultés intellectuelles; la tête se fatigue pour la moindre chose et les idées se troublent.

Ces symptômes de l'âme étaient accompagnés d'une excessive faiblesse, d'oppression de poitrine, de la sensation comme si l'on saisissait et lui pressait violemment le cœur. Mal de tête profond, avec battements dans le cerveau; claquement des dents; bouffées de chaleur à la tête, partant de l'intérieur; chatouillement à la gorge; chaleur brûlante çà et là, mais surtout à la région du cœur; anorexie; — à l'époque des règles, aggravation de tous les symptômes, tant de l'âme que du corps; douleurs de crispation et parfois fluxions sur les dents. Les règles sont irrégulières et tantôt très-abondantes, tantôt très-faibles.

Pour le choix du remède, trois chefs d'indication étaient en présence : la cause morale, l'élément nerveux et l'élément sanguin.

La cause morale qui avait affligé madame B... ne persistant pas, ce qu'elle savait très-bien, et la maladie prenant néanmoins tous les jours plus de gravité, ce n'était point dans cette cause qu'était contenu le mal et son développement progressif; elle n'en avait été que l'occasion.

L'élément nerveux, quelque ébranlé qu'il fût, n'était pas seul prédominant; il n'y avait pas, dans l'ensemble morbide, tant du côté de l'âme que du côté vital, une allure assez désordonnée, capricieuse, excessive, insaisissable, pour tenir uniquement du mode nerveux.

L'élément sanguin était là évidemment uni au nerveux, donnant à la maladie quelque chose du type qu'il apporte dans les troubles de l'économie vivante : ainsi, l'aggravation de l'ensemble morbide, quand le sang est en mouvement, se produisant ici sous la forme de crispations douloureuses, de fluxions sur les dents, de saignement des gencives et d'augmentation de toutes les autres souffrances à l'époque des règles.

Que si, d'ailleurs, on étudie avec soin les caractères prédominants des symptômes de l'âme : — grande tristesse, pleurs involontaires, découragement, susceptibilité morale, besoin impérieux de tout rapporter à soi, etc., — l'indication, alors, devient très-précise.

La pulsatille me parut le médicament propre à combattre cette maladie, parce que seul il offrait, et comme modificateur des systèmes nerveux et sanguin, et par ses caractères symptomatiques, une homœopathicité bien exacte avec l'état morbide.

Madame B... prit ce médicament, à doses répétées de temps en temps, en variant les dilutions, pendant les mois de mai et de juin. Les effets en furent excellents : elle vit, sous son influence, cesser toutes ses souffrances morales et physiques ; elle reprit de la gaieté, de l'embonpoint, du goût au travail, à la tenue de sa maison, à soigner ses enfants, son mari, tous intérêts qui, depuis longtemps, la trouvaient pleine d'indifférence. Elle se disait heureuse, et tout son être respirait le retour au bien-être de la santé, comme aux jouissances de la famille.

HUITIÈME OBSERVATION.

M. L..., de tempérament sanguin-bilieux, âgé de cinquante-cinq ans, eut, dans le courant de février 1850, à la suite d'une douleur extrêmement pénible à la région lombaire droite, qui lui rendait le sommeil impossible, une éruption de plaques rouges, réunies en groupes et présentant, chacune à son centre, une vésicule remplie de sérosité. Cette éruption était disposée de manière à envelopper la lombe droite, d'avant en arrière, comme par une demi-ceinture large d'environ deux pouces et atteignant, par ses deux bouts, d'une part, le raphé médian des téguments du ventre, de l'autre, l'épine dorsale (*zona*).

Le malade éprouvait, sur toute l'étendue de cette éruption, une démangeaison cuisante et brûlante, et, quand il était au lit, la chaleur y provoquait des tiraillements douloureux tellement insupportables, qu'il était forcé de se lever et de passer la nuit dans un fauteuil.

Le caractère et le siége de l'éruption indiquaient la lésion du système lymphatique; le caractère et les conditions de la douleur (prurit cuisant et brûlant; tiraillements insupportables par la chaleur du lit) indiquaient une lésion toute spéciale du système nerveux.

Nul médicament ne correspondait à cette indication comme le mercure soluble, et ajoutons même que cet agent thérapeutique est fréquemment spécifique du *zona.*

Il fut employé avec un plein succès. En peu de jours, l'éruption était flétrie, desséchée et en desquammation, et les douleurs disparues.

Il n'y en a point eu de réapparition.

NEUVIÈME OBSERVATION.

Je fus consulté, dans les premiers jours de novembre 1847, par M. F..., de tempérament nerveux-gastrique, âgé de quarante ans, pour une névralgie cruelle, dont il souffrait depuis près de cinq ans, fixée sur la gencive et l'alvéole de la dent canine gauche.

Il éprouvait dans ces parties une horrible douleur brûlante et lancinante par éclairs, s'aggravant pendant et après le repas. Cette douleur était accompagnée, chaque fois, de la rougeur circonscrite de la pommette et d'un sentiment de grande faiblesse intérieure, avec de l'anxiété et le besoin d'aller et de venir, de changer de place.

La chaleur appliquée sur le point souffrant calmait la douleur.

Le caractère évidemment nerveux-gastrique de cette névralgie, avec le mode spécial de douleurs brûlantes et lancinantes rapides, d'un sentiment général de faiblesse intérieure et besoin de s'agiter, d'amendement par l'application locale de la chaleur extérieure, indiquait l'arsenic.

Le malade reçut trois doses de ce médicament (15°, 50° et 100° dilutions), à prendre en douze jours, une tous les quatre jours.

Je ne le revis pas jusqu'au 23 novembre 1850, où il vint réclamer de nouveau mes soins pour la réapparition de sa névralgie, due à un refroidissement. Il avait été, me dit-il, parfaitement guéri par les trois poudres que je lui avais remises pour le même mal, trois ans auparavant.

Je lui donnai, comme la première fois, trois doses du même médicament, en lui recommandant de revenir m'en dire l'effet.

Il revint au bout de quinze jours, ne souffrant plus du tout. Je ne l'ai pas revu depuis.

DIXIÈME OBSERVATION.

Un religieux de l'ordre de Saint-François d'Assises vint se confier à mes soins, en octobre 1846, pour une inflammation chronique des amygdales, du voile du palais, de la luette et de toute l'arrière-gorge, existant depuis quatre ans. Il avait épuisé vainement toutes les ressources de l'allopathie, et un essai de la médication homœopathique, pendant plusieurs mois, en 1845, n'avait pas réussi.

Tous les organes compromis étaient rouges comme du cinabre et lui donnaient une sensation d'ardeur et de sécheresse insupportables. Il se plaignait de constriction à la gorge et d'un embarras comme si un corps étranger eût gêné la déglutition. Le larynx était douloureux au toucher.

Il y avait, dans cet ensemble de symptômes, quelque chose tenant à la fois de la belladone et de l'arsenic. Un seul médicament, lachésis, me sembla remplir cette double indication, surtout avec le caractère précis de rougeur comme du cinabre, et de gêne pour la déglutition comme par la présence d'un corps étranger.

Ce médicament fut employé. Dès la première dose (6ᵉ dilution), il y eut de l'amélioration, et, à la troisième dose (30ᵉ dilution), toutes les parties malades avaient repris une couleur normale. L'ardeur et la sécheresse, la constriction à la gorge, la gêne pour avaler, la sensibilité du larynx à la pression, n'existaient plus.

Toutefois, je n'ai pu m'en tenir là de l'emploi du lachésis. Dès que j'ai voulu le suspendre, des recrudescences graves ont apparu, et j'ai dû le répéter sans interruption, en en variant les dilutions, d'abord tous les jours, puis tous les trois, tous les cinq et enfin tous les huit jours, pendant plus de six mois. J'ai vérifié, en cette occasion, ce qu'Héring dit de ce remède, qu'on n'en obtient des effets durables qu'en le répétant souvent et longtemps. J'en ai fait cesser l'usage à mon malade, quand il a provoqué chez lui des symptômes gastriques intenses, étrangers à sa maladie, circonstance qui m'a donné à comprendre qu'il y avait, pour l'économie, suffisance et saturation de cette influence thérapeutique, puisque l'estomac en était fatigué et la repoussait comme désormais nuisible.

Le malade se trouvait, en effet, parfaitement guéri. La cessation du remède n'amena point de récidive, et il n'y en a pas eu depuis.

ONZIÈME OBSERVATION.

L'enfant R. D..., âgé de deux ans, était malade depuis trois mois quand, dans le courant de juin 1851, il fut confié à mes soins.

A ce moment, il présentait un aspect cachectique :

marasme, odeur putride, ventre énorme et très-douloureux au toucher; faciès de vieillard; peau sèche et
brûlante; diarrhée aqueuse chaque fois qu'il mange,
et il dévore; coliques qui le font tout à coup pleurer,
crier et se tordre; il lui est impossible de se tenir sur
ses jambes; on ne peut le toucher sans provoquer
comme des cris de douleur. Avant de tomber malade,
il parlait et marchait; il a cessé l'un et l'autre, depuis. Ses mains se portent souvent à sa face, au nez,
au front, aux yeux, à la bouche; on ne peut distinguer
si c'est l'indice d'un malaise ou d'une habitude maladive, ou bien un frottement, suite de prurit à l'ori-
fice des muqueuses, annonçant la présence de vers
intestinaux.

Je vis là beaucoup de symptômes correspondant à
la camomille, médicament très-spécial à l'enfance et
dont la manière d'agir tient de celles combinées de la
belladone, de la noix vomique et même du mercure
soluble.

L'enfant prit, le soir, huit globules de ce remède.

Je le trouvai mieux, le lendemain, et bien moins
pleureur; la diarrhée était moindre, et les matières
plus liées, plus consistantes.

L'usage de la camomille, continué de loin en loin,
en variant les dilutions, pendant un mois et demi,
remit parfaitement la santé de ce petit malade. Mais
il est important de remarquer qu'il eut aussi pour
effet de lui faire rendre, au bout d'un mois de traite-

ment, un petit tœnia, long d'environ deux mètres, large d'un demi-centimètre.

L'enfant devint gai, vif, prit un bel air de santé, se mit bientôt à marcher et à parler, et ne tarda pas à être d'une force et d'un embonpoint rares.

DOUZIÈME OBSERVATION.

En septembre 1846, je fus consulté par mademoiselle C..., pour une douleur à l'épaule droite, tractive, déchirante, crampoïde, pénible surtout dans le repos, soulagée par le mouvement modéré, et compliquée d'une éruption vésiculeuse sur un fond comme érésipélateux, produisant la sensation de brûlure, de cuisson et de démangeaison intolérable, envahissant toute l'épaule et commençant à gagner le cou. La malade en souffrait depuis huit jours. La nuit, elle ne pouvait dormir, à cause de l'exacerbation des souffrances.

Le siége de la douleur, la forme vésiculeuse de l'éruption, indiquaient la compromission du système lymphatique, dans cette affection; tandis que le mode spécial de la douleur même et ses circonstances d'aggravation comme de soulagement annonçaient la lésion du système nerveux.

Deux médicaments pouvaient présenter le caractère général de cette double indication : *mercurius solubilis* et *rhus toxicodendron*. Mais le caractère spécial d'aggravation, pendant le repos soit du corps soit de la partie malade, et de soulagement par l'influence d'un mouvement modéré même de cette dernière, répondait seulement à la physionomie pathogénétique du rhus.

Une seule dose de ce médicament (10° dilution) dissipa, tout ensemble, et la douleur et l'éruption bulleuse qui l'accompagnait, en moins de vingt-quatre heures.

TREIZIÈME OBSERVATION.

On m'appela, dans le courant de 1845, pour un enfant de huit ans, qui venait de faire une chute très-grave sur le pavé.

Je me rendis aussitôt près de lui et le trouvai sans connaissance, dans l'état où il avait été relevé après l'accident. Le pouls était lent et plein, et le front présentait à sa partie moyenne une tumeur énorme sans déchirure, due à ce que, dans sa chute, la tête de l'enfant avait frappé sur un caillou. L'examen du siége de cette tumeur ne me fit reconnaître aucune lésion de l'os frontal.

Arnica (panacée des chutes, comme le nommaient les anciens) fut employé. J'en introduisis tout de suite une dose de quelques globules dans la bouche du petit malade, et en délayai quinze gouttes de teinture dans un verre d'eau pour en imbiber des linges et les

appliquer sur la tumeur, en les renouvelant toutes
les demi-heures.

Le soir, l'enfant avait repris connaissance et demandé des aliments, qui lui furent accordés. Le lendemain matin, il ne restait plus aucune trace, même de la tumeur.

QUATORZIÈME OBSERVATION.

A la fin du mois d'août 1847, une jeune personne de quatorze ans, de tempérament lymphatique, vint réclamer mes soins pour une ophthalmie scrofuleuse dont elle souffrait depuis son enfance, et qui avait résisté à de nombreux traitements.

Elle y voyait à peine assez pour se conduire, et encore à la condition de marcher les yeux baissés, afin de les garantir d'éblouissements très-pénibles que lui provoquaient le grand jour et l'éclat du soleil.

La sclérotique et la conjonctive étaient très-rouges, les bords des paupières croûteux, les larmes abondantes et épaisses. La cornée trouble, avec dépôt de lymphe opaque entre les lamelles, offrait à sa surface une infinité de petites facettes irrégulièrement répandues, dues aux fréquentes cautérisations qu'elle avait subies, — circonstance qui rendait évidemment impossible la restauration complète de la vue.

La chronicité de cette maladie et l'habitus scrofuleux du sujet me faisaient prévoir un long traitement, où un grand nombre de médicaments, parmi lesquels *sulfur, mercurius solubilis, belladona, calcarea, hepar sulfuris, euphrasia, silicea, lachesis,* etc., auraient successivement leur place.

Quant à celui par lequel il fallait débuter, les symptômes n'étaient pas tellement précis qu'on ne pût être dans l'indécision entre *sulfur, mercurius solubilis, calcarea.* Néanmoins, il me sembla que l'opacité générale de la cornée avec dépôt de lymphe trouble entre les lamelles, l'éblouissement de la vue au grand jour, appartenaient mieux à *sulfur* qu'aux deux autres. En outre, l'habitus scrofuleux entrait dans sa spécialité comme dans la leur, sans compter que, comme moyen de commencer un traitement, dans les maladies chroniques où il convient, nul, à égal degré d'indication, ne peut lui être préféré.

Je donnai donc *sulfur*, en cinq doses de dilutions variées, à prendre dans le courant d'un mois, une tous les cinq jours.

Le 29 septembre, cette jeune personne revint me montrer les effets du traitement. L'ophthalmie et l'opacité de la cornée étaient entièrement dissipées ; il n'y avait plus ni rougeur, ni croûtes aux paupières, ni larmes abondantes et épaisses, ni lymphe épaisse déposée entre les lamelles de la cornée, ni appréhension d'éblouissement par le grand jour et la lumière du soleil. Seulement les petites facettes produites par des cautérisations inopportunes persistaient sur la cornée et rendaient la vue assez peu nette, quand même l'état des yeux était d'ailleurs parfait.

Je dus considérer cet état comme une guérison, et renvoyai la jeune personne sans remèdes, en lui recommandant de revenir au bout d'un mois. Elle revint, en effet, et je pus constater que la cure était aussi complète que possible : les yeux allaient très-bien.

QUINZIÈME OBSERVATION.

En mai 1834, je donnai mes soins à une jeune personne, pour une fièvre intermittente, de type tierce, dont l'invasion avait lieu, le matin, à huit heures, par un malaise général inexprimable, suivi bientôt d'un frisson avec soif d'eau froide, céphalalgie excessive et bleuissement des ongles et des mains. Puis, le sang affluait brusquement à la face et au cerveau, où il produisait la même sensation que s'il eût été à la température de l'eau bouillante, et des douleurs tellement horribles, que la malade ne pouvait ni parler, ni faire un mouvement, et, à plus forte raison, supporter le moindre bruit. Le visage était très-rouge, les lèvres brûlantes, la chaleur générale excessive, le pouls vibrant, irrégulier, inégal, comme dans les cas d'insuffisance de la valvule mytrale, et d'une fréquence énorme ; battements de cœur anciens et hypertrophie de cet organe.

Tous les moyens employés jusque-là, depuis plus

de deux mois, n'avaient point réussi. A peine avait-on obtenu, de temps en temps, d'empêcher un ou au plus deux accès. Les suivants n'en reparaissaient qu'avec plus de violence.

Le choix du médicament était difficile. J'arrêtai ma pensée sur *natrum muriaticum*, par le motif que dans la symptomatologie de ce remède il y a quelque chose de l'ébullition sanguine de l'aconit et de la sur-impressionnabilité nerveuse de l'arsenic. En outre, le caractère de fièvre matutinale, de bleuissement des ongles et des mains pendant le frisson, d'une céphalalgie atroce, d'anciens battements de cœur et d'une grande fréquence du pouls, inégale et irrégulière, indiquaient ce moyen thérapeutique.

Une seule dose de ce remède, huit globules de la 30ᵉ dilution, donnée le matin de l'accès, deux heures avant, prévint celui-ci. Je m'en tins là : tout était terminé; il n'y eut point de récidive.

SEIZIÈME OBSERVATION (1).

Mademoiselle Augustine Lefondeur, âgée de vingt-huit ans, demeurant à Lyon, rue des Deux-Angles, 17, se remit à mes soins, en décembre 1846, pour une paralysie de la vessie avec rétention d'urine.

A cet état si grave, s'en joignait un autre pour lequel elle ne songeait pas à me consulter : des attaques

____

(1) Les sujets des observations 16ᵉ, 17ᵉ, 18ᵉ, m'ont autorisé à les nommer.

de catalepsie se produisant, à chaque instant, sous l'influence des moindres causes de frayeur, de colère, de surprise, de peine ou même de plaisir.

Pendant les quatre premières années où elle avait été sujette à ces attaques si fréquentes de catalepsie, elle était, en même temps, paralysée du sentiment de tout le corps et du mouvement des deux membres inférieurs, de l'un des supérieurs, et de la vessie avec incontinence d'urine.

Aucun des moyens allopathiques employés, pour remédier à cette épouvantable maladie, par les nombreux (dix-sept) médecins appelés à la traiter, n'avait eu de succès.

L'électricité, à laquelle on avait eu recours, en désespoir d'autres ressources, avait triomphé de la paralysie du sentiment; et, plus tard, la médication homœopathique avait graduellement dissipé la paralysie du mouvement des membres inférieurs et du membre supérieur atteint.

Quant à la paralysie de la vessie, qui, dans le principe, existait avec incontinence d'urine, elle avait changé de caractère, et, depuis près de cinq ans, elle était devenue spasmodique avec rétention d'urine nécessitant, tous les jours, plusieurs fois, l'aide d'une sonde.

Pour la catalepsie, les traitements faits jusque-là ne l'avaient point du tout modifiée : elle était restée invariablement la même quant à la fréquence, à la durée et à l'intensité des attaques.

Je dois dire que, comme la malade ne songeait point à la possibilité de remédier à cette dernière affection, tout ce qu'on avait fait précédemment pour la combattre ayant été sans le moindre effet appréciable, je n'y pensais guère moi-même quand je fus consulté ; et toute mon attention se concentra sur le côté de la maladie qui s'était montré moins rebelle, la paralysie. Ce fut donc la paralysie spasmodique de la vessie que je me disposai à combattre.

Je m'efforçai, en conséquence, d'en démêler la manière d'être avec toute la précision possible.

Les indications que je pus obtenir de la malade furent peu nombreuses. Elles se réduisaient aux symptômes suivants :

Quand la vessie est pleine, serrement crampoïde à l'hypogastre avec violent besoin d'uriner, efforts involontaires, très-douloureux et inutiles. L'introduction de la sonde cause une vive souffrance comme si les tissus du sphincter de la vessie étaient tiraillés et la muqueuse du canal déchirée.

La malade ayant déjà eu les soins prolongés de deux médecins homœopathes, je jugeai qu'elle devait avoir usé souvent de la plupart des médicaments polycrestes de notre matière médicale pure et qu'il y avait lieu de chercher, parmi les substances d'une sphère d'action considérée comme plus restreinte, l'agent ou les agents curateurs.

Prunus spinosa me sembla répondre à mes vues

mieux que tout autre substance, sa puissance m'étant connue dans les rétentions d'urine spasmodiques, accompagnées de crampes des muscles vésicaux, de douleurs brûlantes et déchirantes dans le conduit en s'efforçant d'uriner.

J'en donnai à la malade quatre doses de la 2ᵉ dilution, pour en prendre une, chaque jour, le matin, à jeun, quelque temps avant d'évacuer les urines par la sonde.

Deux heures après l'emploi de la première dose, mademoiselle Lefondeur eut à peine introduit la sonde, qu'elle sentit pouvoir uriner d'elle-même; et, en effet, elle y réussit, mais avec grande souffrance et de pénibles épreintes.

Après la deuxième dose, l'émission des urines se fit sans le secours de la sonde, mais toujours avec douleur.

Après la troisième et la quatrième dose, les souffrances en urinant étaient très-faibles et les urines de plus en plus faciles.

La malade vint me rendre compte de cet heureux résultat le 28 décembre, et, malgré la persistance de quelques épreintes douloureuses en urinant, je crus devoir m'en tenir là du traitement, et livrer à la nature et à quelques soins hygiéniques la consolidation de cette cure.

Mais ce qu'il y eut de plus remarquable dans l'effet si rapidement opéré sur cette malade, ce qui a dépassé toutes mes espérances, en même temps que mes prévisions, c'est que la paralysie vésicale ne fut pas seule à s'évanouir sous l'influence de ce médicament unique : la catalepsie disparut de même ; et cette jeune personne, qui avait eu, même chez moi, une attaque de cette malheureuse affection, le jour où elle vint me consulter avec sa mère, s'est trouvée, en moins d'une semaine, guérie à la fois et de ce qui persistait en elle de son état paralytique et de son état tout entier de catalepsie fréquente.

Il y a six ans que ce succès a été obtenu, et il ne s'est point démenti. Mademoiselle Lefondeur a pu se marier, trois ans après, et, depuis lors, sa santé n'a pas cessé d'être excellente.

J'observerai que, dans l'été qui suivit cette guérison si complète et si inespérée, cette jeune personne fut prise d'un mal de tête atroce qu'elle ne sut point caractériser ; ses yeux avaient un regard étrange.

Prunus spinosa fit disparaître le tout en quelques heures. Je donnai ce remède à cause de son appropriation présumée sinon avec la maladie, au moins avec le sujet.

Peu de temps après, elle eut à la paume des mains des sueurs énormes et fétides dont *calcarea* fit justice.

Bientôt l'épiderme de ces mêmes parties vint à s'excorier par larges plaques. *Sulfur* y remédia aisément.

De ce moment, cette personne n'a point cessé d'être

bien portante et de jouir d'une force et d'une activité
rares et surprenantes.

DIX-SEPTIÈME OBSERVATION.

Mademoiselle Cogniet (Marie-Anne), âgée de vingt-
huit ans, d'un tempérament bilieux et d'une bonne
constitution, demeurant chez son oncle, à Lyon, rue
de l'Hôpital, n° 30, fut atteinte, dans le courant de
l'année 1847, d'un affaiblissement graduel de la vue,
coïncidant avec une suppression du flux menstruel.

Au bout de quatre mois de cette suppression, n'y
voyant presque plus, elle entra à l'Hôtel-Dieu de Lyon,
où elle fut traitée, pendant un mois et demi ou deux
mois, par M. B..., qui épuisa en vain sur elle tous les
moyens allopathiques. La maladie n'en avait pas
moins continué de s'aggraver de plus en plus, à tel
point qu'à sa sortie de l'hôpital elle était entièrement
aveugle.

Le 15 février 1848, elle me fut amenée, par sa
tante, à mon cabinet de consultations.

Elle présentait l'état ci-après :

Cécité complète des deux yeux, avec contraction
excessive et fixe des pupilles ; maux de tête violents,
surtout à l'époque où les règles devraient apparaître ;
elle en a horriblement souffert au début de sa maladie ; ils sont moindres aujourd'hui. Anxiété et impatiences continuelles ; chaleur brûlante des pieds et des

mains, surtout le soir et la nuit, avec insomnie. Pouls dur et fréquent. — Fonctions digestives en bon état.

Le médicament à opposer à un état si grave devait présenter dans sa symptomatologie une influence puissante, de mode fluxionnaire, sur le système sanguin, avec appropriation spéciale à l'organe utérin, et, en outre, une action directe sur l'innervation de l'iris, avec le caractère de la contraction spasmodique fixe. L'anxiété, l'impatience et la chaleur brûlante des pieds et des mains, surtout le soir et la nuit, avec insomnie, étaient aussi des phénomènes caractéristiques importants.

Parmi les agents thérapeutiques, modificateurs du système sanguin, dans le mode fluxionnaire, affectant surtout l'utérus, la *pulsatille* me sembla n'avoir point une action assez chronique et manquer, d'ailleurs, d'un grand nombre des autres symptômes caractéristiques. *Kali carbonicum* n'y correspondait pas mieux, non plus que *calcarea carbonica*, etc. *Silicea*, au contraire, joignait à une grande puissance fluxionnaire du système sanguin, spéciale surtout à la circulation utérine, les impatiences, l'anxiété, l'agitation et la sensation de chaleur brûlante des pieds et des mains, principalement le soir et la nuit, et une grande prédisposition aux insomnies. De plus, je me souvins que M. Gastier avait eu l'occasion de remarquer que les cécités subites et passagères dues à l'influence pathogénétique de *silicea* offraient le caractère, tout à

fait propre à cette substance, d'une contraction spasmodique immobile de l'iris.

Je donnai à la malade trois doses de ce médicament (15°, 30° et 40° dilution), à prendre dans l'espace de trois semaines. — Le vingt-septième jour du
traitement, les règles apparurent très-abondantes ;
elles durèrent huit jours. Quand elles cessèrent, notre
aveugle avait entièrement recouvré la vue. Cette cure
ne s'est pas démentie.

DIX-HUITIÈME OBSERVATION.

Peu de temps après la Révolution de février 1848,
au moment où les ouvriers de Lyon brisaient et brû-
laient les métiers dans les providences, venaient de
dévaster par le feu le pénitentiaire d'Oullins et son-
geaient à détruire de même les mécaniques de tous
genres qui existaient dans la ville et la banlieue et
à incendier les bateaux à vapeur, une bande de cinq
cents d'entre eux s'était portée à Vaise et parlait de
mettre le feu à plusieurs bateaux, là réunis.

On vint réclamer du secours à Lyon pour s'opposer
à ce criminel projet. Trente hommes seulement de la
garde nationale furent commandés pour se rendre sur
les lieux du désordre. Parmi ceux-ci se trouvait
M. Hyacinthe Lesne, jeune homme de vingt-cinq ans,
de tempérament sanguin-bilieux, petit de taille, mais
bien constitué et d'une grande énergie de caractère.

Dès leur apparition au milieu de cette foule impatiente et mal intentionnée, les trente hommes furent désarmés. M. H. Lesne le fut comme les autres, après avoir résolûment et vigoureusement résisté à la violence et défendu son arme.

Il en éprouva un tel froissement dans son courage, son amour-propre et sa conscience du devoir, qu'immédiatement il sentit un grand mal de tête, ne cessa de s'appeler lâche en revenant au corps de garde, et y fut à peine entré qu'il tomba frappé d'apoplexie.

Un médecin se trouvait là. Les soins ordinaires lui furent prodigués à l'instant, et l'on se hâta de le transporter chez ses parents.

Il y avait une heure et demie qu'il avait dîné quand cette attaque avait eu lieu. Le médecin eut la sagesse d'éloigner, à cause de cette circonstance, toute idée de le saigner, et, considérant son état comme la suite d'une digestion brusquement arrêtée par un dépit concentré, il lui fit avaler une dissolution de tartre stibié pour provoquer les contractions de l'estomac et amener le vomissement des aliments que contenait ce dernier.

L'effet de cet émétique fut nul.

J'étais le médecin de la famille; je fus appelé, et, quand j'arrivai près du malade, je trouvai le médecin, qui m'avait précédé, occupé, après l'emploi du moyen dont nous venons de parler, à le frictionner lui-même violemment, sur le ventre et sur les membres, avec une brosse dure.

Apprenant ce qu'on venait de faire, je jugeai que, vu l'émétique introduit dans l'estomac, les médicaments homœopathiques n'auraient point d'action, et nous continuâmes, pendant une demi-heure, à solliciter, par tous les moyens de perturbation énergique en notre pouvoir, la réaction vitale engourdie. C'était en vain.

La mère désolée de ce pauvre jeune homme, ne voyant point de résultat, et se rendant parfaitement compte que la vitalité diminuait de plus en plus, m'appela en particulier et me supplia de recourir aux agents homœopathiques, sans préoccupation de l'émétique employé.

Le sujet était dans un état de presque insensibilité et sans mouvement avec la bouche entr'ouverte, absorbé dans un carus profond, et un ronflement bruyant entremêlé de quelques sons inarticulés.

Un seul médicament, l'*opium*, correspondait parfaitement à cet état, tant à cause de son action spéciale sur les systèmes nerveux et sanguin qu'en raison de sa propriété de fluxionner le cerveau, de produire le carus ronflant et d'opprimer la réaction vitale.

Une goutte de la 10e dilution de ce remède fut étendue dans un verre d'eau. J'en donnai immédiatement une cuillerée au malade, et, presque aussitôt après, une deuxième.

A peine eut-il reçu ces deux cuillerées du remède, qu'il fut pris de mouvements convulsifs, qui durèrent une ou deux minutes, après lesquels il tomba
dans un sommeil calme et naturel.

Je le laissai dormir ainsi, pendant une heure; après
quoi, l'ayant réveillé, il me reconnut, me dit qu'il se
trouvait bien, sauf une grande fatigue. Le même remède fut continué toute la nuit. Le lendemain, à midi,
le malade put se lever. Les jours suivants, il vaquait
à ses affaires.

II. — MÉTHODE THÉRAPEUTIQUE DIRECTE ANALYTIQUE.

DIX-NEUVIÈME OBSERVATION.

L'enfant A..., âgé de trois jours, né, en août 1845,
d'un père et d'une mère scrofuleux, cessa tout à coup
de teter et fut pris de fièvre et d'une occlusion spasmodique des paupières.

Appelé le lendemain, 27 août, je trouvai l'enfant
dans un état fébrile intense et tenant ses yeux fermés
avec une telle violence, qu'il me fût impossible même
de les entr'ouvrir; il s'en écoulait une sécrétion purulente, mêlée de sang, en très-grande abondance. Le
petit malade ne cessait de pleurer, refusait le sein et
buvait de l'eau tiède sucrée avec avidité. Il avait la
peau brûlante et le pouls très-fréquent.

J'aurais dû peut-être commencer le traitement en

attaquant d'abord l'effervescence fébrile générale par *l'aconit.* Je n'en fis rien, frappé que je fus de la soudaineté de suppuration des tissus enflammés, tissus appartenant spécialement au système lymphatique, et il me sembla que cette soudaineté, la nature des tissus et l'état spasmodique concomitant, indiquaient le *mercure soluble.*

Ce médicament (10ᵉ dilution), administré au jeune malade en une seule dose de trois globules, lui rendit l'appétit et fit cesser l'exsudation sanguinolente mêlée à la suppuration. Cette dernière ne fut point autrement modifiée.

Le 28 au soir, je donnai *euphrasia* (5ᵉ dilution) au petit malade, comme agent très-puissant dans les inflammations suppuratives des yeux.

Le 30. Amélioration. La suppuration est un peu moindre ; l'enfant essaye d'ouvrir les yeux et tette bien.

Le 1ᵉʳ septembre. État stationnaire. L'écoulement purulent s'est même accru. *Silicea* (15ᵉ dilution), en deux globules, est donné au malade, comme agent puissant dans l'état de suppuration anormale, aussi bien que sur la nature des tissus compromis.

Le 2. Effet nul. Je songeai moins alors à rechercher une modification très-directe de l'état des yeux qu'à appeler vers la peau, s'il était possible, un mouvement d'expansion générale de l'économie, et à rompre ainsi le mouvement de concentration qui se faisait sur les yeux. *Sulfur* était, de toute évidence, l'un des médicaments qui répondaient le mieux à mes vues. J'en ingérai trois globules (50ᵉ dilution) dans la bouche du petit malade.

Le 3. Diminution considérable de la suppuration oculaire. Quelques légères taches rouges par le corps.

Le 4. Éruption générale de petits boutons rouges, rudes au toucher. L'enfant tette bien et ne pleure pas. La sécrétion des yeux est mêlée de larmes et de pus. Il y a toujours de la photophobie.

Le 5. L'éruption commence à sécher. La sécrétion des yeux n'est plus purulente, mais formée de mucosités épaisses et filantes; les bords des paupières sont gonflés, rouges et croûteux; moins de photophobie. *Calcarea carbonica*, dont l'un des modes spéciaux est de porter son influence sur les tissus lymphatiques, spécialement sur les muqueuses les plus voisines de la peau et d'y développer des sécrétions épaisses, et, en outre, d'agir sur les yeux, particulièrement sur les bords des paupières et les glandes de Méibomius, me parut convenir. J'en fis prendre deux globules (50ᵉ dilution) au petit malade.

Le 6 au matin. Renversement externe complet, gonflement, endolorissement considérable et rougeur de sang des paupières. L'enfant ne cesse de pleurer ou de teter. Les yeux sont secs.

Je fais tenir les yeux du malade à l'abri du jour et de la lumière, et ne lui donne point de remède.

Le 7. Le renversement externe, le gonflement et l'affreuse rougeur des paupières, ont rapidement disparu hier au soir, et se sont changés en une teinte pâle et d'aspect chronique, avec sécrétion séro-purulente très-claire. L'excès même de l'inflammation et de la sécheresse avait, en quelques instants, frappé les tissus d'atonie et développé une sécrétion débilitante.

Or, parmi les médicaments auxquels appartient spécialement cette nature de sécrétion interminable des membranes muqueuses, *phosphorus*, ainsi que j'ai eu plusieurs fois occasion de m'en assurer, tient le premier rang, quand même notre matière médicale n'en fait point mention.

Deux globules de ce remède (5ᵉ dilution), donnés au malade, eurent un effet surprenant. Dès le lendemain, toute sécrétion anormale avait cessé ; les yeux étaient nets, propres, sans rougeur, clairs et limpides.

L'enfant a, aujourd'hui, sept ans ; il est magnifique de force et de santé. Il n'a jamais, depuis, eu les yeux malades.

VINGTIÈME OBSERVATION.

M. L..., âgé de dix-neuf ans, de tempérament lymphatique sanguin, de bonne et forte constitution, était, depuis longtemps, dans un état de tristesse et d'ennui profond, suite de grands revers de fortune éprouvés par sa famille, lorsque, le 4 janvier 1847, il est pris tout à coup d'un frisson très-violent, suivi de fièvre, de céphalalgie et de délire, d'anxiété et d'agitations excessives.

Appelé le 5 au matin, je le trouvai dans l'état ci-après :

Mal de tête intolérable, parole précipitée avec une certaine hésitation de la voix, face vultueuse, yeux rouges et gonflés, craignant la lumière; bouche sèche et soif, langue très-blanche et tremblante; ventre extrêmement chaud et douloureux à la pression, point de selles, urines très-rouges; oppression de la respiration, qui est précipitée et courte, haleine brûlante; quelques élancements rapides au cœur, qui rend un bruit de souffle; pouls dur et fréquent (cent vingt pulsations); peau très-chaude; agitation continuelle; légers soubresauts des tendons; délire.

L'effervescence du système sanguin et le désaccord du système nerveux étaient manifestes : *aconit* correspondait à une partie des symptômes; *belladone* était indiquée par l'autre.

Je donnai ces deux remèdes (aconit, une goutte de la 5ᵉ dilution; belladone, une goutte de la 10ᵉ), dilués chacun séparément dans un verre d'eau, à prendre par cuillerées, toutes les heures, en les alternant.

Le 6. Le malade souffre moins de la tête; le délire a diminué, ainsi que l'anxiété et l'agitation.

Continuation des mêmes remèdes, alternés de deux en deux heures.

Le 7. La céphalalgie est presque nulle. Il n'y a pas eu de délire la nuit; mais la chaleur de la peau, la fréquence du pouls persistent; les élancements au cœur sont très-intenses. — Continuation des mêmes remèdes.

Le 8. La journée d'hier et la nuit ont été bonnes; le malade a dormi plusieurs heures très-paisiblement; point d'agitation ni d'anxiété; peau moins brûlante; pouls moins fréquent; élancements au cœur plus rares. — Continuation des mêmes remèdes.

Le 9. L'amélioration générale se maintient; mais les élancements au cœur sont accompagnés d'une douleur continue très-violente qui a rendu le sommeil impossible au malade pendant toute la nuit; la région du cœur est douloureuse au moindre contact. Le bruit de souffle n'est pas accru; la fréquence du pouls est même diminuée, sauf un peu d'irrégularité; mais le malade est dans une grande anxiété morale, dans une état d'impatience inquiète, à cause de la douleur dont le cœur est le siége et de l'affaissement considérable de ses forces, et il ne peut, dans son lit, rester une minute à la même place.

Cette anxiété inquiète, cet affaissement, cette douleur fixe au cœur mêlée d'élancements vifs et rapides, ce besoin de changer constamment de place, correspondaient à l'état nerveux propre à l'*arsenic*. J'en donnai une goutte de la 10ᵉ dilution dans un verre d'eau, à prendre par cuillerées, toutes les quatre heures.

Le 10. Les élancements au cœur ont cessé ; la douleur est bien calmée. Urines avec dépôt critique. Point de remède.

Le 11. Hier au soir, selle copieuse. Très-bonne nuit. Ce matin, le malade se trouve bien. Pouls à soixante-quinze pulsations.

Il est à noter que, malgré l'amendement de tous les symptômes, la langue persiste à être recouverte d'un enduit blanc et épais.

Le 12. Même état que la veille, hors un endolorissement général et une grande lassitude. Le pouls est un peu serré, nerveux.

N'ayant pas d'indication bien précise, je donnai *nux vomica* en une seule dose de six globules (10ᵉ dilution) comme modificateur de l'estomac et par là même comme moyen d'investigation dans cette espèce de *statu quo* de la maladie.

Le 13. La nuit a été fort agitée ; le malade sent un picotement par le corps qui lui rend toutes les positions très-douloureuses ; quelques taches rouges existent sur la poitrine et aux bras. La langue, toujours chargée d'un enduit blanchâtre, est extrêmement large, enflée et difficile à mouvoir. Les yeux sont douloureux. Grande fréquence du pouls ; peau très-chaude. Céphalalgie.

Cette recrudescence de la fièvre avec effervescence du sang et ces quelques taches rouges, ces picotements annonçant une éruption générale prête à se faire, indiquaient *aconit* pour détendre la fibre. Je le donnai en une seule dose.

Le 14. Les urines sont très-rouges et présentent un dépôt briqueté; il s'est fait, par tout le corps, pendant la nuit, une éruption de miliaire pourprée; la face seule en est exempte. La langue, très-gonflée et douloureuse, est recouverte d'une croûte épaisse. Le pouls est irrégulier, inégal, très-fréquent. Quelques élancements ont reparu à la région du cœur.

L'indication d'*arsenic* sembla se montrer de nouveau; celle d'*aconit* persistait. J'alternai ces deux remèdes.

Le 15. Même état, sauf les élancements sur le cœur, qui ont cessé. Fièvre intense, la nuit, avec délire. La langue, dépouillée de son enduit ou plutôt de son épithelium, est comme écorchée et cause de vives douleurs; les papilles gonflées présentent l'aspect de petits boutons épineux.

Le délire et la violence de la fièvre me faisant redouter une recrudescence grave de symptômes cérébraux, surtout à cause du pourpre miliaire, que le moindre désordre nerveux pouvait supprimer tout à coup ou rendre malin, je dus substituer *belladone* à arsenic, et je la donnai au malade, comme au début de la maladie, en l'alternant avec *aconit*, dont l'indication existait encore.

Le 16. La nuit a été bonne; presque point de fièvre. Vomissement, après minuit, d'une grande quantité de bile. La langue est en partie désenflée. L'éruption est partout flétrie. Continuation des mêmes remèdes.

Le 17. La journée d'hier et la nuit ont été excellentes. Crise complète : sueur abondante pendant la nuit, selle copieuse et urine avec dépôt, le matin. Le pouls est normal. L'éruption est en pleine desquamation. Le malade demande à manger. Point de remèdes. Deux bouillons.

Le 18. Nuit parfaite. Une nouvelle selle, hier au soir. Langue naturelle. Deux soupes.

Le 19. Le malade va très-bien. Soupes et côtelette.

VINGT ET UNIÈME OBSERVATION.

M. M…, de tempérament nerveux, de bonne constitution, âgé de quarante ans, ébéniste, père d'une famille nombreuse qu'il soutenait par son seul travail, se voyant inoccupé pendant les premiers mois de 1848, était tombé dans un état d'ennui dont rien ne pouvait le distraire, lorsque, le 6 mai au soir, il se sentit très-malade.

Je le vis, le 7, à neuf heures du matin, et appris de sa femme, avec les conditions morales qui précèdent, qu'il se plaignait, depuis plusieurs jours, d'un malaise général indicible, et qu'en outre il avait pris froid l'avant-veille et toussait. Voici l'état où je le trouvai :

Il avait déliré avec violence toute la nuit, et, au moment où je l'observais, dix heures, il était dans un coma somnolent avec subdelirium. Il me fut impossible de le réveiller complétement; il ouvrit cependant les yeux, me regarda à peine, ne me reconnut pas, ne prit point garde à moi, et ne répondit à mes questions que par des bredouillements. Le pouls était très-petit, mou et tellement fréquent, que je n'en pus compter les pulsations. Ventre tendu; affaissement radical des forces; insensibilité de la peau; sueur brûlante.

L'indication ici était d'attaquer l'élément nerveux dans le mode de la stupeur, de l'affaissement, de l'insensibilité.

Opium y correspondait seul. Une goutte de la 3ᵉ dilution de ce médicament fut diluée dans un verre d'eau, dont on donna au malade une cuillerée, tous les quarts d'heure, jusqu'à ce qu'il fût sorti de cette stupeur insensible.

A deux heures après midi, le malade avait repris connaissance et il accusait une douleur intolérable sous le sein gauche et un point pleurétique au côté, rendant la respiration presque impossible. Expectoration de sang pur, toux retentissante, très-douloureuse avec vif élancement à la tête, râle crépitant-sec. L'affaissement général est le même; pouls, cent dix; langue sèche et tremblante; ventre douloureux au toucher.

Les symptômes cérébraux de la nuit et du matin, et les élancements à la tête provoqués par la toux, le point de côté, l'endolorissement du ventre, annonçaient une congestion inflammatoire sur les séreuses et indiquaient *bryone*. Le caractère de la toux, l'inflammation pulmonaire avec crachement de sang pur et râle crépitant sec joints à l'affaissement nerveux, indiquaient *phosphorus*.

Je me décidai à suspendre la seconde indication en faveur de la première, dans le but de dégager d'abord, s'il était possible, les séreuses, et, par là, d'éloigner la complication cérébrale d'une part et de l'autre enrayer l'inflammation de la plèvre, et empêcher l'épanchement. D'une autre part, l'action de la *bryone* sur les poumons par l'intermédiaire du tissu cellulaire ambiant et des tissus bronchiques fait que cette substance est très-souvent un excellent remède dans les phlegmasies pulmonaires proprement dites. Je donnai donc vingt globules de *bryone* (15e dilution) dans un verre d'eau, à prendre par cuillerées, de demi-heure en demi-heure, dans un peu d'eau sucrée chaude.

Le soir, je revis le malade. Il souffrait un peu moins du point pleurétique. Expectoration et toux de même. La tête est libre et sans douleur ; la peau est moite et douce, sans une grande chaleur. — Continuation de la bryone.

Le 8. L'amélioration avait fait des progrès notables. Le point pleurétique était à peine sensible ; la douleur sous le sein gauche en toussant était moindre ; le sang de l'expectoration était moins vif et mêlé de mucosités; sueur copieuse, douce; pouls large et sans dureté, à cent pulsations; moindre abattement des forces. — Continuation de la *bryone*.

Le 9. Hier au soir, on a changé le malade de linge, ce qui lui a fait prendre froid. La transpiration a été supprimée. Nuit très-mauvaise, peau ardente et sèche. Toux déchirante, poitrine comme écorchée à l'intérieur avec ardeur de feu; matité; on n'entend plus le bruit respiratoire. Expectoration de même, mais presque impossible. Pouls, cent vingt pulsations. Affaissement profond.

L'indication de *phosphorus* semblait reparaître et se présenter seule. J'en diluai dix globules, 10e dilution, dans un verre d'eau, à prendre par cuillerées, de demi-heure en demi-heure, étendues d'un peu d'eau sucrée chaude.

Le 10. Nuit encore très-mauvaise. Même état que la veille. Le malade est très-mal. Le point pleurétique est reparu. Pouls, cent vingt. — *Bryone*.

Le 11. Hier au soir et cette nuit, le malade a un peu transpiré. Il semble un peu moins mal ce matin. — Continuation de la *bryone*.

Le 12. Nuit affreuse. Délire et fièvre violente. Toujours beaucoup de sang dans les crachats. La toux n'est pas très-fréquente. Le côté gauche rend un son mat; épanchement pleurétique. État des forces déplorable. Pouls très-mauvais.

La lésion profonde du système nerveux, caractérisée par l'état des forces et par le délire, celle du système lymphatique, caractérisée par l'épanchement pleurétique, indiquaient *mercurius solubilis*. L'indication de *phosphorus* persistait. J'alternai ces deux remèdes.

Le 13. Depuis hier soir, il n'y a plus de sang dans les crachats. Le point pleurétique est bien moins douloureux. Peu de toux. Néanmoins il y a eu du délire, la nuit, avec désespoir mêlé de pleurs, continuant le matin. Éruption de miliaire pourprée très-considérable par tout le corps. Pouls inégal, irrégulier, intermittent, tremblotant comme lorsqu'il y a insuffisance de la valvule mytrale.

La crainte de l'accroissement des symptômes cérébraux, l'intention d'agir en quelque sorte par prévoyance contre la malignité qu'apportent dans les maladies les éruptions miliaires et le caractère même de l'éruption, indiquaient *belladone*. L'indication de *mercurius* persistait. Celle de phosphore paraissait moins pressante. J'alternai donc *belladone* et *mercure*, et donnai, en réserve, une prise d'*aurum* (10° dilution), six globules, à faire prendre au malade, à minuit, si, le délire ne reparaissant pas, l'état de désespoir n'a point cédé et s'aggrave, au contraire, pendant la nuit.

Le 14. Nuit parfois calme, parfois agitée. Le désespoir du malade persiste. On fait prendre *aurum* et suspend les deux autres remèdes. Le matin, le moral est mieux ; point de toux ni de crachats ; très-grande faiblesse. L'éruption va bien. Moiteur douce. Continuation d'*aurum,* dix globules dans de l'eau à prendre par cuillerées toutes les heures.

Le 15. Nuit encore agitée et délire. Le malade a essayé de se lever. La langue est sèche ; grande soif. — Il y a huit jours que le malade n'a pas de selles.

L'agitation de la nuit et le délire me semblèrent avoir un caractère plutôt gastrique que nerveux. Je donnai *nux vomica.*

Le 16. La nuit dernière a été bonne ; selle le matin ; desquamation de l'éruption. Réapparition de la toux par quintes douloureuses et crachement muqueux ; râle sous-crépitant à bulles rares ; un peu moins de matité du côté gauche. Grande faiblesse.

Je donnai de nouveau *phosphorus,* dont l'indication venait de reparaître. Un bouillon.

Le 17. Moins de toux. Moral mieux. Le bouillon qu'a pris le malade lui a fait du bien. La respiration commence à redevenir libre. — Continuation de phosphore. — Deux soupes.

Le 18, le 19 et le 20, l'amélioration se confirme. Il ne persiste qu'une légère toux sèche due à un reste d'épanchement pleurétique non résorbé. Pouls petit et fréquent ; grande faiblesse.

J'opposai à ce reliquat d'une maladie si grave, en outre d'une bonne nourriture et du séjour de la campagne, *mercurius,* médicament dont l'action sur les tissus lymphatiques et en particulier sur les séreuses, avec le caractère d'épanchement, est très-puissant.

Quand je revis le malade, vers le milieu de juin, il allait bien, et l'épanchement pleurétique s'était complétement dissipé; les forces se trouvaient en bon état et il se disposait à reprendre ses occupations. Il n'a cessé, depuis lors, de s'y livrer, se portant aussi bien qu'avant sa maladie.

Nota. — Dans les deux observations qui précèdent, de maladies dont les symptômes ont présenté un appareil redoutable, il est à observer que les premiers jours du deuxième septenaire sont marqués par un symptôme nouveau très-grave par lui-même, une éruption de miliaire pourprée.

Or, ces deux maladies avaient débuté de telle sorte, que, si la marche progressive n'en eût été enrayée, elles eussent offert les caractères les plus fâcheux de la fièvre typhoïde. Ne pourrions-nous pas dire, alors, que l'éruption de miliaire pourprée n'a été là, par suite de la réaction expansive imprimée aux forces par la médication homœopathique, que la production à la peau d'un symptôme qui pouvait s'opérer sur la muqueuse intestinale et qui eût alors amené l'inflammation des follicules et des ganglions de l'intestin grêle.

VINGT-DEUXIÈME OBSERVATION.

Mademoiselle G..., âgée de quarante ans, de tempérament nerveux-gastrique, d'une faible et mauvaise constitution, souffrait, depuis longtemps, d'ardeurs et de crampes d'estomac, et de pénibles digestions.

Le 10 janvier 1847, elle me fit appeler pour un érésipèle de la face, qui s'était déclaré à la suite d'une vive contrariété poussée jusqu'à la colère. Je la trouvai dans l'état suivant :

Grande excitation et surimpressionnabilité nerveuse; fièvre violente, pouls cent vingt pulsations; faiblesse extrême. Les deux joues et le nez sont le siége d'un gonflement rouge et luisant dont la rougeur s'efface sous le doigt pour reparaître aussitôt; céphalalgie atroce et secousses dans la tête; envies de vomir et pesanteur crampoïde à l'estomac.

L'indication, en raison des antécédents et de la cause déterminante du mal, réclamait un moyen dont l'action répondît à la belladone pour l'élément nerveux et à la noix vomique pour l'élément gastrique. La camomille était peut-être ce moyen, surtout par son appropriation aux suites de la colère. Je ne me préoccupai, à tort, je crois, que de l'état nerveux et du symptôme extérieur, l'érésipèle de la face, et donnai quelques globules de *belladone* (10ᵉ dilution) dans de eau, à prendre par cuillerées de deux en deux heures.

Le 11, l'état de la maladie, loin d'être amélioré, avait suivi sa marche naturelle d'aggravation croissante, avec un développement de sensibilité tellement excessive du cuir chevelu, que toutes les positions de la tête étaient cruellement douloureuses pour la malade. En outre, l'érésipèle avait envahi toute la face et commençait à gagner le front et la tête.

Ne prenant toujours garde qu'à ce symptôme, important sans aucun doute, mais non principal dans le cas présent, je substituai à la belladone *rhus toxicodendron*, agent également puissant contre l'érésipèle simple et dont l'action tient de la bryone et de l'arsenic. L'un ou l'autre de ces deux derniers médicaments eût peut-être mieux convenu, au degré où en était la maladie.

Le 12. Marche toujours croissante du mal. La malade a déliré toute la nuit. Les douleurs de la tête et du cuir chevelu sont affreuses. L'érésipèle s'étend à toutes les parties qui, hier, commençaient à être compromises. La tête est énorme, avec chaleur ardente au cerveau, par bouffées, et froid par tout le corps, efforts de vomissement et défaillances. Douleurs cérébrales horriblement élançantes et torsives. Langue sèche très-rouge et pointue. Soif brûlante. Pouls petit, tendu, très-fréquent. Grande anxiété morale et physique, désespoir. Besoin de changer constamment de position et impossibilité de le faire, tant le moindre mouvement augmente toutes les souffrances.

En présence de cet appareil de symptômes, il était évident que l'érésipèle n'était qu'un symptôme grave d'un état plus grave encore. Ce dernier avait une manière d'être parfaitement tranchée, où l'élément nerveux était caractérisé par l'excès de l'impressionnabilité et de la douleur, etc., et le gastrique par les efforts de vomissements et les défaillances, la sécheresse et la rougeur de la langue, et la soif, etc.

Nul médicament ne répondait à l'indication comme *arsenic*.

Je diluai dans un verre d'eau une goutte de la 10° dilution de ce médicament, à prendre par cuillerées toutes les deux heures.

Le soir, la malade était déjà beaucoup plus calme.

Le 13. Elle a un peu dormi, la nuit, ce qu'elle n'avait pas fait encore. Les douleurs de la tête et la sensibilité du cuir chevelu sont incomparablement moindres. Les envies de vomir, les efforts de vomissement et les défaillances n'existent plus. L'état de la langue est bien meilleur.

Continuation du même remède (30° dilution).

Le 14. La malade est à peu près bien, sauf l'endolorissement du cuir chevelu de la région occipitale, dû à la persistance du gonflement érésipélateux. L'érésipèle de la face, du front et de la partie antérieure et supérieure de la tête est flétri et en pleine desquamation. — Continuation du même remède (40° dilution).

Le 15. Nuit excellente. Presque point de souffrances. Ce matin, selle copieuse en se réveillant. Appétit. — Point de remède. — Soupe.

Le 16. La malade a passé une nuit comme en santé. La soupe d'hier lui a donné des forces. — Point de remède. — Deux soupes.

Le 17. La malade va très-bien, sauf la faiblesse, qui est encore grande.

VINGT-TROISIÈME OBSERVATION.

En avril 1847, M. T..., mécanicien, âgé de quarante ans, de tempérament nerveux-gastrique, se fit une blessure au niveau du carpe de la main droite, bord interne. Il continua son travail sans soigner la plaie ni la garantir de la malpropreté. Celle-ci s'enflamma et devint le centre d'un anthrax volumineux qui ne tarda pas à produire une énorme tuméfaction du bras, rapidement croissante, avec douleur violente, engourdissement lourd et impossibilité de mouvoir ce membre.

Le 8 mai, au soir, je vis le malade et constatai l'état suivant :

Tumeur phlegmoneuse du volume d'un œuf, d'un rouge violacé, luisant, présentant au centre une escarre noirâtre, arrondie, d'un centimètre environ de diamètre ; douleur brûlante, lancinante, tensive et pulsative, dans la tumeur. Le bras est très-enflé, pesant, d'une rougeur livide, et douloureux jusque sous l'aisselle, dont les glandes sont engorgées. Progrès rapide; fièvre, pouls petit, nerveux et fréquent; peau sèche et brûlante; grande faiblesse; facies décomposé, anorexie, nausées, soif inextinguible.

Le caractère nerveux et malin de l'inflammation, la malignité et la rapide croissance des symptômes, indiquaient *arsenic*.

Une goutte de la 10e dilution de ce remède fut diluée dans un verre d'eau, à prendre, toutes les heures, par cuillerées.

Le 9 au matin, l'engorgement du bras était limité et avait même décru; l'abcès s'était ramolli et présentait de la fluctuation; je l'ouvris. Il en sortit du pus et du sang putréfié.

La tumeur restait encore très-douloureuse à la pression; l'inflammation était profonde et avait ses racines jusque dans les tissus ligamenteux, tendineux et aponévrotiques, enveloppant les nombreuses articulations du carpe. Le médicament employé (*arsenicum*) répondait à la nature maligne de l'inflammation; mais il n'était point spécial à la distension inflammatoire des tissus articulaires, tissus inextensibles. *Silicea*, au contraire, répondait à cette indication. Je dus alterner ces deux médicaments, l'un à cause du type malin, l'autre à cause du siége de l'inflammation.

Le soir, l'amélioration était surprenante; le bras

n'avait plus d'enflure; celle-ci atteignait tout au plus la partie moyenne de l'avant-bras.

Continuation des mêmes remèdes.

Le 10, au matin. Le malade a dormi; l'enflure de l'avant-bras est nulle; la tumeur a elle-même diminué de volume et rendu beaucoup de pus et de pourriture; néanmoins, les bords en sont rouges et luisants. Le pouls a pris de la force et perdu sa fréquence. — Le malade demande à manger.

Continuation des mêmes remèdes. Une soupe.

Le 11 au soir. La plaie est en bon état, mais sous la forme d'un ulcère arrondi, profond et fistuleux, à une seule ouverture. Les bords n'en sont plus luisants et gonflés.

Toutefois, la suppuration n'a pas été suffisante pour l'étendue de l'ulcère, et le malade a ressenti, vers midi, un violent frisson secouant dans les membres inférieurs, depuis lequel il éprouve un état de malaise général et de la faiblesse.

Il y avait un excès d'action des deux remèdes employés : à l'un (*arsenicum*) était probablement dû le frisson et ses suites; à l'autre (*silicea*) était due la diminution trop rapide de la suppuration.

Je cessai l'emploi de ces deux médicaments et donnai *china* comme antidote d'arsenic, dont les symptômes pathogénétiques s'étaient le plus nettement prononcés.

Le 12. Nuit excellente; suppuration abondante de l'ulcère. Le malade se sent parfaitement bien.

Suspension de tous remèdes. — Bonne nourriture et repos; soins de propreté pour l'ulcère, qui n'a pas tardé à se cicatriser.

VINGT-QUATRIÈME OBSERVATION.

L'enfant F..., âgé de dix ans, d'un tempérament lymphatique-nerveux, souffrait, depuis près de quatre ans, d'un état grave des yeux et des paupières, caractérisé par une rougeur très-vive, sans douleur, des uns et des autres ; par l'épaississement opaque de la conjonctive sur la cornée transparente de l'œil droit, lui rendant la vue de cet œil impossible; par des croûtes épaisses aux bords palpébraux; par une sécrétion mucoso-purulente; par une éruption comme dartreuse autour des yeux; enfin, par une grande sensibilité à la lumière.

Consulté, le 10 janvier 1850, j'aperçus là deux indications : l'une, dépendante du système lymphatique profondément lésé, fluxionné, avec tous les signes de la fluxion sanguine-scrofuleuse, me sembla se rapporter à *mercurius solubilis;*

L'autre, l'éruption dartreuse autour des yeux, la grande sensibilité à la lumière et l'opacité de la cornée transparente, me parut indiquer *hepar sulfuris.*

Je donnai ces deux remèdes (50ᵉ dilution), en les alternant, un tous les deux jours, à la dose de six globules.

Le 24 janvier. Amélioration considérable. L'éruption autour des yeux est dissipée; la rougeur palpébrale est bien moindre; la sensibilité à la lumière est très-atténuée. Continuation des mêmes remèdes.

Le 10 février. Les yeux avaient été dans un état d'amendement croissant, jusqu'au 10, où le malade a cessé les derniers remèdes. Depuis deux jours, ils sont redevenus très-malades; la conjonctive est boursouflée et forme un bourrelet autour de la cornée transparente, sécrétion muqueuse, photophobie.

Cet état me sembla répondre aux symptômes de *calcarea carbonica*. — Je donnai ce médicament (50ᵉ dilution), par prises de six globules, à prendre une tous les quatre jours.

Le 27 février. La sécrétion muqueuse a beaucoup diminué; le boursouflement de la conjonctive est affaissé; mais la cornée est très-opaque.

Continuation du même remède.

Le 14 mars. L'amélioration s'est maintenue et l'opacité de la cornée a décru considérablement. — Même remède.

Le 3 avril. Tous les caractères de décroissance morbide se confirment et se développent de plus en plus. — Même remède.

Le 12 mai. Toujours de mieux en mieux. — Même remède.

Le 22 juin. Les yeux sont parfaitement guéris et clairs, sauf encore un peu d'opacité de la cornée transparente de l'œil droit. — Même remède, une dose de six globules tous les huit jours.

Je n'ai revu ce malade qu'en septembre suivant. Il était radicalement guéri. Ses yeux n'offraient plus aucune trace ni de fluxion ni d'opacité ; ils étaient beaux, clairs, limpides ; ils semblaient n'avoir jamais été malades.

VINGT-CINQUIÈME OBSERVATION.

M. M..., âgé de soixante-deux ans, de tempérament sanguin et d'une bonne et forte constitution, était sujet, depuis quelques années, à de légères attaques de goutte, se bornant presque toujours au gros orteil de l'un ou l'autre pied.

A la fin d'août 1850, il éprouva une nouvelle attaque, qu'il crut pouvoir traiter par l'application, sur l'orteil malade, de linges humectés dans une dilution aqueuse d'*arnica*. La suppression brusque de l'inflammation goutteuse en fut la conséquence ; mais, dès le jour même, M. M... sentit un affaiblissement paralytique considérable de tout le côté gauche : embarras de la langue déviée à droite, distorsion de la face, impossibilité de se soutenir sur la jambe gauche et de se servir de la main du même côté.

28 avril. Appelé hâtivement auprès de lui, je le trouvai dans l'état que je viens de décrire. En outre,

la face était très-rouge et comme gonflée ; il se plaignait
d'une grande lourdeur et d'obnubilation dans la tête ;
la langue était blanche, l'appétit nul ; les selles, habi-
tuellement très-régulières, étaient suspendues depuis
quatre jours. Pouls plein, lent ; fourmillement dans
tout le côté paralysé ; moral inquiet, effrayé.

L'indication thérapeutique semblait devoir embrasser et la cause de l'hémorragie cérébrale (la goutte
supprimée et remontée) et le symptôme cérébral lui-
même.

Deux médicaments étaient en présence :

Bryonia, dont l'action a une spécialité vraiment remarquable pour la congestion inflammatoire des tissus
blancs, ce qui en fait un des meilleurs remèdes contre
les attaques de goutte ;

Arnica, dont l'une des propriétés importantes est
de provoquer des hémorragies vives, soit internes,
soit externes, cérébrales surtout, et qui, de plus, a un
rapport éloigné avec la *bryone* pour la congestion
sanguine et même inflammatoire des tissus blancs.

La considération de la cause essentielle de l'hémorragie cérébrale (la goutte) était assurément importante ; mais l'hémorragie elle-même n'avait-elle pas
toute la valeur d'une cause grave, qu'il était tout d'a-
bord urgent d'éloigner ?

De ce point de vue, *arnica* me parut répondre à
l'indication bien mieux que bryone, puisqu'au symptôme cérébral il joignait aussi l'aptitude à provoquer

la congestion des tissus blancs. J'en diluai une goutte (5ᵉ) dans un verre d'eau, à prendre par cuillerées.

Et, afin de produire une diversion sur un point éloigné, et rappeler, s'il se pouvait, le symptôme extérieur de la goutte, je fis envelopper les pieds de coton saupoudré de moutarde, et recouvert de taffetas ciré.

29 avril. Le malade se sent mieux : l'orteil, qui a été le siége extérieur de la goutte, est rouge et enflé. L'embarras de la langue est diminué, quand même elle est toujours très-déviée ; la rougeur de la face est dissipée ; la tête est beaucoup moins lourde ; l'état moral est meilleur. Continuation du même remède (10ᵉ dilution).

30 avril. L'amélioration s'est accrue. Les jambes et les bras se meuvent avec un peu plus de facilité ; la langue semble moins déviée. Le malade demande des aliments. Même remède (30ᵉ). — Un bouillon.

1ᵉʳ mai. Point de changement, depuis hier, hors que le malade a eu plusieurs heures d'un sommeil paisible. Même remède (40ᵉ). Deux soupes.

Le 2 mai. La main droite est gonflée, rouge et très-douloureuse ; le point pleurétique du même côté rend la respiration difficile ; la jambe gauche est presque entièrement dégagée, le malade se soutient dessus et marche ; mais elle est lourde. Le bras gauche se meut assez facilement, mais la main est presque sans mouvement ; la langue n'est presque plus déviée.

La manifestation extérieure de la goutte reparaissant, je dus la considérer comme une crise et en attendre l'effet. Je suspendis, en conséquence, tout remède jusqu'au 5. Des selles et des urines critiques étant survenues, pendant la nuit suivante, le gonflement et la douleur de la main se dissipèrent.

Le point pleurétique persistait néanmoins, et la décroissance des symptômes de paralysie n'avait pas fait de progrès sérieux depuis plusieurs jours. Je jugeai par là que le symptôme extérieur de la goutte, dont la main venait d'être atteinte, n'avait pas été une vraie crise pour la maladie, et que la cause persistait au fond et demandait à être attaquée par un médicament aussi spécial que possible. A défaut d'indication symptomatique plus précise et plus large, je dus m'en tenir à l'acuité persistante du point pleurétique, qui recommandait *bryonia*, et à la cause même dont il procédait (la goutte), qui la recommandait également.

Le malade reçut deux doses de ce médicament(1 0°), à prendre l'une le soir et l'autre le lendemain matin.

Le 7. Le point de côté a disparu ; les membres ont acquis plus de liberté dans leurs mouvements ; la langue n'est plus déviée. *Bryonia* (20°), deux prises.

Le 11. Sauf toujours un peu de sensation d'alourdissement dans la jambe, le malade marche comme d'habitude. Il meut son bras très-facilement ; mais il continue à sentir toujours une grande faiblesse dans la main droite, qui est tremblante et ne peut tenir les objets saisis. *Bryonia* (30°), deux prises.

Le 15. Il va bien, sauf la main qui est toujours à peu près de même.

Il était évident qu'il y avait eu une légère déchirure de la pulpe cérébrale, et qu'un peu de sang, non résorbé, y séjournait encore. L'indication d'*arnica* reparaissait manifeste, à cause de sa propriété connue dans les cas analogues. Je soumis le malade à un long usage de ce médicament, en en changeant de temps en temps les dilutions.

Vers la fin de juin, la main avait repris quelque force. Mais, quoi que j'aie pu faire, il ne m'a pas été possible de la ramener à son état primitif.

Le malade vit encore, et n'a point eu de nouvelle attaque d'apoplexie. Tous les ans, il en a une ou deux légères de goutte, qu'il se garde bien maintenant de combattre par des moyens répercussifs.

VINGT-SIXIÈME OBSERVATION.

Madame G..., âgée de trente-cinq ans, d'un tempérament lymphatique sanguin, d'une bonne et forte constitution, avait, depuis six mois, une dartre écailleuse sèche aux deux oreilles, sans prurit.

Les divers moyens, soi-disant dépuratifs, dont on l'avait saturée, n'avaient point eu de succès.

Consulté le 16 juin 1850, je soumis le sujet à l'action du modificateur par excellence de la peau, *sulfur*.

J'employai d'abord ce médicament à la 1re dilution, dont madame G... prit cinq doses, de dix globules chaque, en quinze jours.

Le 7 juillet. Grande amélioration. Continuation du même remède, 30e dilution.

Le 24 juillet. Encore un peu d'amendement; mais, depuis dix jours, l'état est stationnaire, et les parties dépouillées des écailles sèches qu'elles présentaient sont rouges, crevassées et suppurent.

Cette suppuration par lésion de la peau, suite de sa ténuité et de sa trop grande délicatesse, indiquait *silicea*.

J'en donnai trois doses à madame G... (15e, 30e, 200e dilution), à prendre dans l'espace de trois semaines, une tous les huit jours, avec la recommandation, s'il survenait un changement notable dans l'état de la maladie, de suspendre le remède immédiatement après celle des trois doses qui l'aurait produit.

Le 20 août. Les trois doses de *silicea* ont été employées, avec amendement croissant après chacune d'elles. Mais c'est après la troisième que tout a été vraiment changé dans l'état de la malade. Au bout de huit jours, il ne restait plus trace ni de la dartre, ni de la suppuration consécutive; la peau des parties malades avait repris ses conditions normales.

VINGT-SEPTIÈME OBSERVATION.

L'enfant R..., âgé de quatre ans, annonçant le tempérament lymphatique-nerveux, d'un caractère doux et gai, fut atteint, le 20 janvier 1851, d'une fièvre continue, qui, dès le 22, jour où je fus appelé, était très-violente.

Je le trouvai dans l'état suivant :

La peau est brûlante et aride ; le pouls est à cent trente pulsations ; l'enfant se plaint d'un grand mal de tête et se frotte constamment le nez, comme dans les affections vermineuses ; les pupilles sont dilatées, la face rouge, la langue parsemée de points rouges ; l'haleine a une odeur acide et fétide ; le ventre est dur et douloureux au toucher ; envies de vomir.

La variole régnait. On pouvait en soupçonner, ici, les premiers prodromes ; mais cet état répondait bien mieux à ceux d'une fièvre vermineuse grave.

Néanmoins, je dus, dans le doute, employer un médicament qui ne fût contradictoire ni à l'une, ni à l'autre indication, dont chacune annonce (dans le mode qui lui est spécial) un ébranlement considérable des systèmes lymphatique et nerveux.

Mercurius solubilis avait les principaux caractères de cette double indication. Je le fis prendre au malade, dilué dans de l'eau, par cuillerées, de deux en deux heures.

Le 25, quatrième jour de la fièvre, tout le corps était couvert de taches rouges comme des piqûres de puce; la face, hors le nez, n'en présentait presque point de trace : la présence de la variole était manifeste. Fièvre toujours très-forte. Continuation du mercure soluble (15ᶜ dilution).

Le 24. L'éruption se fait très-mal : beaucoup de taches naissantes à la face, pendant qu'elle offre, surtout au nez, des pustules déjà volumineuses. Sur le reste du corps il y a des pustules en grande abondance, mais inégales en développement et entremêlées de taches commençantes.

Suivant l'avis du docteur Teste, dans son *Traité des maladies de l'enfance*, je laissai *mercurius solubilis* de côté pour m'adresser à *mercurius corrosivus* et à *causticum* alternés.

Le 25. L'éruption marche de plus en plus mal. Les pustules formées sont affaissées; les autres ne se gonflent pas. Les taches qui paraissaient, hier, à la face et ailleurs, sont presque imperceptibles aujourd'hui. Fièvre violente; grande agitation et délire pendant la nuit, subdelirium pendant le jour.

J'avais affaire évidemment à une variole maligne. L'élément nerveux me parut devoir concentrer toute mon attention, comme principale cause de la malignité dans cette maladie. Je préparai, dans de l'eau, *belladona* (10ᵉ dilution), et la fis prendre au malade, par cuillerées répétées.

Le 26. Nuit affreuse. La fièvre et le délire sont de plus en plus intenses ; toutes les pustules affaissées ou disparues ; face très-rouge ; soif vive avec grande souffrance en buvant. La langue est couverte de petits boutons, surtout à l'extrémité libre et aux limbes. Peau brûlante ; pouls tellement fréquent qu'on n'en peut compter les pulsations.

Cette rougeur de la face, cette soif vive, cette ardente chaleur générale, me semblèrent recommander *aconit.* ; l'état de suspension de l'éruption me sembla indiquer *mercurius solubilis*, pour reproduire un mouvement à la peau.

Je donnai ces deux remèdes (10ᵉ dilution), en les alternant.

Le soir, l'enfant était déjà mieux ; la fièvre avait perdu de sa violence.

Le 27. La fièvre a été moins forte cette nuit. L'éruption présente un meilleur aspect. Continuation des mêmes remèdes.

Les 28, 29 et 50. Fièvre de suppuration. Mais, pendant que le liquide contenu dans les pustules les plus avancées s'épaissit et prend le caractère du pus, d'autres pustules se gonflent à peine, d'autres commencent à naître. L'affaissement des forces est excessif. — Continuation soutenue des mêmes remèdes.

Le 51. L'enfant a passé une très-mauvaise nuit et va encore très-mal, malgré trois selles, depuis hier, contenant ensemble quinze vers lombrics. Le nez est couvert d'une large et épaisse croûte noirâtre suppurant par-dessous; les autres parties de la face présentent des pustules sèches, mais affaissées et comme vides ; il en est de même par tout le corps. L'état des forces est déplorable.

Il était évident que la maladie se compliquait d'un état vermineux très-grave qui, entravant l'éruption, lui avait donné un caractère malin.

J'adjoignis donc *cina* (5° dilution), agent spécial contre l'état vermineux, à *mercurius solubilis* (20° dilution), que je dus continuer en vue de la variole, et j'alternai ces deux remèdes.

Le 1er février, l'enfant allait beaucoup mieux; il avait fait une selle copieuse contenant encore un lombric. Continuation des mêmes remèdes (30° dilution).

Les 2, 3, 4, l'amélioration fut croissante, mais la faiblesse était telle, que le petit malade, sans mouvement dans son lit, rendait sous lui les selles et les urines, et ne pouvait même soutenir ses mains pour porter à la bouche les aliments et les boissons, qu'il prenait néanmoins avec plaisir et sans fatigue. On l'aurait dit frappé de la paralysie de tous les muscles moteurs.

Quant à l'éruption, elle est partout desséchée. La croûte noirâtre qui recouvrait le nez persiste, et il se fait toujours par-dessous un suintement purulent.

Les urines sont d'une abondance extraordinaire; il

est impossible de tenir l'enfant sec et propre dans son lit, parce qu'elles coulent presque continuellement, par suite du relâchement du sphincter de la vessie.

Cette faiblesse radicale des forces motrices sans douleur ni lésion des fonctions digestives indiquait *china*. J'en administrai deux doses (3e dilution) au malade, à prendre une chaque jour.

Le 6. La faiblesse de l'enfant est un peu moindre. Il peut mouvoir ses bras et ses mains, et fait aussi quelques petits mouvements de son corps. L'abondance des urines continue et est telle, quand même il boit peu, qu'on croirait à un diabète. Il est très-irritable, et pleure dès qu'on lui parle.

Ce symptôme moral, à défaut d'autres indications assez précises, indiquant un état nerveux et gastrique à la fois (les passions morales, surtout la disposition à la colère, ont leur point de départ d'action vitale au centre gastrique), cet état me parut, spécialement dans un enfant, recommander *chamomilla vulgaris*, et j'administrai ce remède à mon malade, tous les jours, en une seule prise, à des dilutions variées.

Dès le premier jour, l'irritabilité morale diminua. En peu de jours les urines devinrent bien moins abondantes, les forces reprirent, et il fut possible de lever l'enfant; mais il resta longtemps encore à pouvoir se soutenir sur les jambes et marcher.

Dès qu'il le put, vers la fin du mois, je l'envoyai passer le reste de sa convalescence à la campagne, d'où il revint, au bout de quelques semaines, très-bien portant.

VINGT-HUITIÈME OBSERVATION.

M. C..., âgé de vingt-quatre ans, d'un tempérament nerveux-sanguin, d'une bonne constitution, s'étant exposé à un froid humide très-intense, alors que déjà il toussait un peu et souffrait en respirant, fut pris tout à coup, le 2 mars 1854 au soir, d'une impossibilité absolue de respirer du poumon droit et d'une douleur pongitive horrible, avec ardeur et cuisson intérieure. Au lieu de respirer, il sanglotait, hurlait et toussait convulsivement. Le moindre contact de toute la surface externe droite du thorax provoquait une surexcitation pénible de cet état violent, en sorte qu'il me fut impossible d'ausculter le poumon malade. Le pouls avait des mouvements convulsifs et désordonnés, comme la respiration.

L'indication était de modifier rapidement la congestion pulmonaire et l'élément nerveux qui la compliquait.

Phosphorus me sembla répondre à cette indication. J'en diluai vingt globules (10ᵉ dilution) dans un verre d'eau, dont le malade prit une cuillerée toutes les dix minutes, dans une demi-tasse à café d'eau sucrée chaude.

Dès la première cuillerée du remède, il sentit un

peu plus de liberté dans le jeu du poumon. Une heure après, quand je le quittai, la respiration convulsive avait cessé ; la peau devenait moite. Je recommandai de veiller le malade et de ne lui donner le médicament, pendant la nuit, que de demi-heure en demi-heure.

Le 5 mars, je le trouvai dans une sueur abondante, toussant et respirant sans grande souffrance. La toux était sèche, le bruit respiratoire obscur, avec du râle crépitant sec. Pouls souple, mais fréquent ; langue très-blanche ; anorexie. — Continuation du même remède, en éloignant les doses.

Le 4. La nuit a été très-bonne ; le malade a dormi plusieurs heures et transpiré abondamment ; l'état de la respiration continue à s'améliorer ; la toux est peu fréquente et grasse, avec expectoration muqueuse. — Continuation de *phosphorus*.

Le 5. L'amélioration se confirme de plus en plus. Le râle est devenu muqueux, et la toux détache et expulse beaucoup de mucosités ; le malade respire aisément. — Continuation du même remède.

Le 6. Sueur énorme toute la nuit ; les matelas en ont été traversés. La respiration se fait parfaitement ; mais la toux provoque des élancements dans les parois abdominales, qui sont douloureuses au toucher.

Je donne *bryonia* (10e dilution) au malade, en deux prises à prendre, l'une le matin et l'autre le soir, pour combattre ce léger endolorissement péritonéal.

Le 7. Encore un peu d'élancements dans les parois du ventre en toussant. — Continuation de bryone.

Le 8. Le malade se sent très-bien. La nuit, il a eu une selle copieuse et un dépôt briqueté dans les urines. — Point de remède. — Soupe.

Le 9. La guérison est parfaite.

VINGT-NEUVIÈME OBSERVATION.

L'enfant L..., âgé de huit ans, éprouva, le 7 octobre 1851 au soir, un malaise général, suivi de frisson et d'un état fébrile qui dura toute la nuit. Le lendemain, la fièvre fut violente et accompagnée de somnolence ; l'enfant avalait très-difficilement les boissons et présentait une tumeur volumineuse de la parotide gauche.

Appelé le 9, je constatai les symptômes suivants :

Peau chaude et sèche, pouls fréquent ; céphalalgie et besoin constant de dormir ; rêvasseries et réveils en sursauts ; voix altérée, comme dans l'angine tonsillaire. Endolorissement considérable de la parotide tuméfiée, et gêne des mouvements du cou ; difficulté très-grande d'ouvrir la bouche. J'écartai violemment les mâchoires pour voir la langue et les amygdales. La première est blanche et tachetée de points rouges ; celles-ci sont tuméfiées au point de laisser à peine un intervalle pour la déglutition et l'acte respiratoire, recouvertes de sécrétions blanchâtres, peu rouges et douloureuses seulement en avalant les boissons et la salive. En outre, à l'extérieur et en avant de la parotide gauche engorgée, gonflement d'un ganglion lymphatique, du volume d'un œuf de perdrix. L'appétit est nul, la soif modérée. Point de selles depuis trois jours. L'épigastre et le ventre ne sont pas douloureux ; les urines sont abondantes et claires.

Les symptômes nerveux concomitants de la fièvre (somnolence, rêvasseries et réveils en sursauts), la constriction à la gorge rendant la déglutition très-douloureuse, me parurent indiquer *belladone.*

La pâleur des tissus enflammés, les sécrétions blanchâtres recouvrant les amygdales, la tumeur parotidienne, l'engorgement lymphatique du cou et des ganglions, la difficulté d'écarter les mâchoires, par suite de fluxion sur les gencives, indiquaient *mercurius solubilis.*

Peut-être même ce médicament eût-il pu embrasser seul l'indication tout entière.

Je n'en employai pas moins *belladone,* alternée avec *mercurius,* par la préoccupation surtout de la somnolence presque constante où était plongé le petit malade.

Le lendemain, le volume des amygdales de la parotide et du ganglion engorgé avait considérablement diminué ; la fièvre, la somnolence, la douleur en avalant avaient cessé. L'enfant demandait à manger.

Je fis continuer les mêmes remèdes et permis quelques aliments.

Le 14, je revis le malade. Il était levé et jouait. Parotide, ganglion, amygdales, gencives et mâchoires engorgées, tout était dans l'état normal.

TRENTIÈME OBSERVATION.

M. G..., âgé de trente-cinq ans, de tempérament lymphatique-nerveux, éprouva, il y a quelques années, une douleur rhumatismale du genou gauche, qui le tint malade plus de trois mois et ne se dissipa que par l'usage des eaux d'Aix, en Savoie.

En mars dernier, il se sentit pris tout à coup, sans cause connue, d'une douleur vive dans les articulations phalangiennes et métacarpiennes du pied droit. Le lendemain, cette douleur s'était accrue, et tous les orteils et la surface dorsale du pied étaient enflés et légèrement rouges.

On considéra cet état comme la suite d'un refroidissement, et l'on soumit le malade à une forte transpiration. Au bout de quelques jours, l'enflure du pied droit avait disparu, et la main gauche était envahie d'une semblable atteinte, dont l'évolution et la marche furent les mêmes que pour le pied droit.

Le malade souffrait depuis dix jours quand je fus appelé à lui donner mes soins.

Les deux mains étaient alors les parties frappées

par la maladie. Elles présentaient une enflure considérable et très-douloureuse de leur face dorsale et des doigts. Il était impossible d'y exercer le moindre mouvement articulaire.

Cette mobilité fluxionnaire et rhumatismale indiquait *pulsatille* ; le malade en prit huit globules chaque matin, d'abord de la 10ᵉ dilution, puis de la 30ᵉ et enfin de la 100ᵉ, pendant trois jours.

L'enflure des mains cessa ; la douleur des articulations s'amenda beaucoup ; mais, en s'amendant, elle sembla s'étendre, et les bras, jusqu'aux épaules inclusivement, devinrent roides et dolents.

Cette extension du rhumatisme, bien qu'à un état moins intense, sous l'action d'un médicament parfaitement approprié d'ailleurs, indiquait évidemment dans la maladie une tendance à devenir chronique.

J'eus recours à un médicament dont la vaste symptomatologie le rend propre à modifier très-utilement presque tous les états morbides chroniques, *sulfur*. Trois doses de ce remède, une première à la 5ᵉ dilution, une seconde à la 20ᵉ, une troisième à la 200ᵉ, suffirent à mettre le malade entièrement sur pied en huit jours. Le traitement homœopathique avait duré douze jours et la maladie trois semaines.

FIN.

TABLE.